Frigo, Jabbour, Deutsch

Ernährung bei PCOS

Peter Frigo, Rhea Jabbour, Christoph Deutsch

Ernährung bei PCOS

Polyzystisches Ovar-Syndrom

maudrich

Dank

Besonderer Dank gilt meiner Frau Dr. Michaela Frigo für die Inspiration und ihre Unterstützung bei der Rezepterstellung.

Bibliografische Information der Deutschen Nationalbibliothek
Die Deutsche Nationalbibliothek verzeichnet diese Publikation in der Deutschen Nationalbibliografie; detaillierte bibliografische Daten sind im Internet über http://dnb.d-nb.de abrufbar.

Bildnachweis:
S. 8, 9, 11 oben, 20, 25, 27 oben, 54: stock.adobe.com
S. 21, 24, 29, 35, 44 oben: istockphoto.com
S. 23, 27 Mitte und unten, 28, 34, 42, 43, 44 unten, 45: fotolia.com
S. 11 unten, 15, 19: Peter Frigo, AKH Wien
S. 58, 68, 74, 80, 86, 92, 100, 102, 106, 110: Victoria Posch und Esther Karner, Wien
Satz: Florian Spielauer, Wien
Umschlagbild: Victoria Posch und Esther Karner, Wien
Covergestaltung: Facultas nach einem Entwurf von Jose Coll, studiob.a.c.k.
Druck: finidr
Printed in the E. U.
ISBN 978-3-99002-124-8
e-ISBN 978-3-99111-344-7

INHALTSVERZEICHNIS

VORWORT

„Lass die Nahrung deine Medizin und Medizin deine Nahrung sein.“
(Hippokrates)

Die Ernährung umzustellen ist oft leichter gesagt als getan. Denn es bedeutet häufig einen großen Schritt. Viele unterschätzen dabei den psychischen Druck und die Belastung, wenn auf die liebsten Speisen und Getränke verzichtet werden soll.

In diesem Buch möchten wir Ihnen zeigen, dass es viele Lebensmittel und Rezepte gibt, die Ihnen diese Umstellungsphase erleichtern und angenehmer machen können.

Zahlreiche Studien deuten darauf hin, dass sich das PCOS mit der richtigen Ernährungsweise gut therapieren lässt und sogar die Fruchtbarkeit wiederhergestellt werden kann. Dieser therapeutische Effekt geht also weit über eine Gewichtsreduktion hinaus und umfasst sowohl metabolische als auch hormonelle Aspekte.

Vorweg sei bemerkt, dass die in diesem Buch vorgestellten Ernährungsformen und Rezepte allgemein gesund und daher zu empfehlen sind. Eine Besserung der Beschwerden ist nicht nur beim PCOS selbst, sondern auch bei anderen Formen einer vermehrten Produktion männlicher Hormone möglich.

Der Verzicht bzw. die Einschränkung des Zuckerkonsums ist nach dem Kampf gegen das Nikotin auch eine neue EU-weite Bewegung, denn Zivilisationskrankheiten wie Adipositas und Diabetes schreiten voran. Mit einer langfristigen Ernährungsumstellung tun Sie Ihrem Körper also rundum Gutes. Dieses Buch kann Sie dabei unterstützen.

Univ.-Prof. Dr. Peter Frigo
für die Autoren

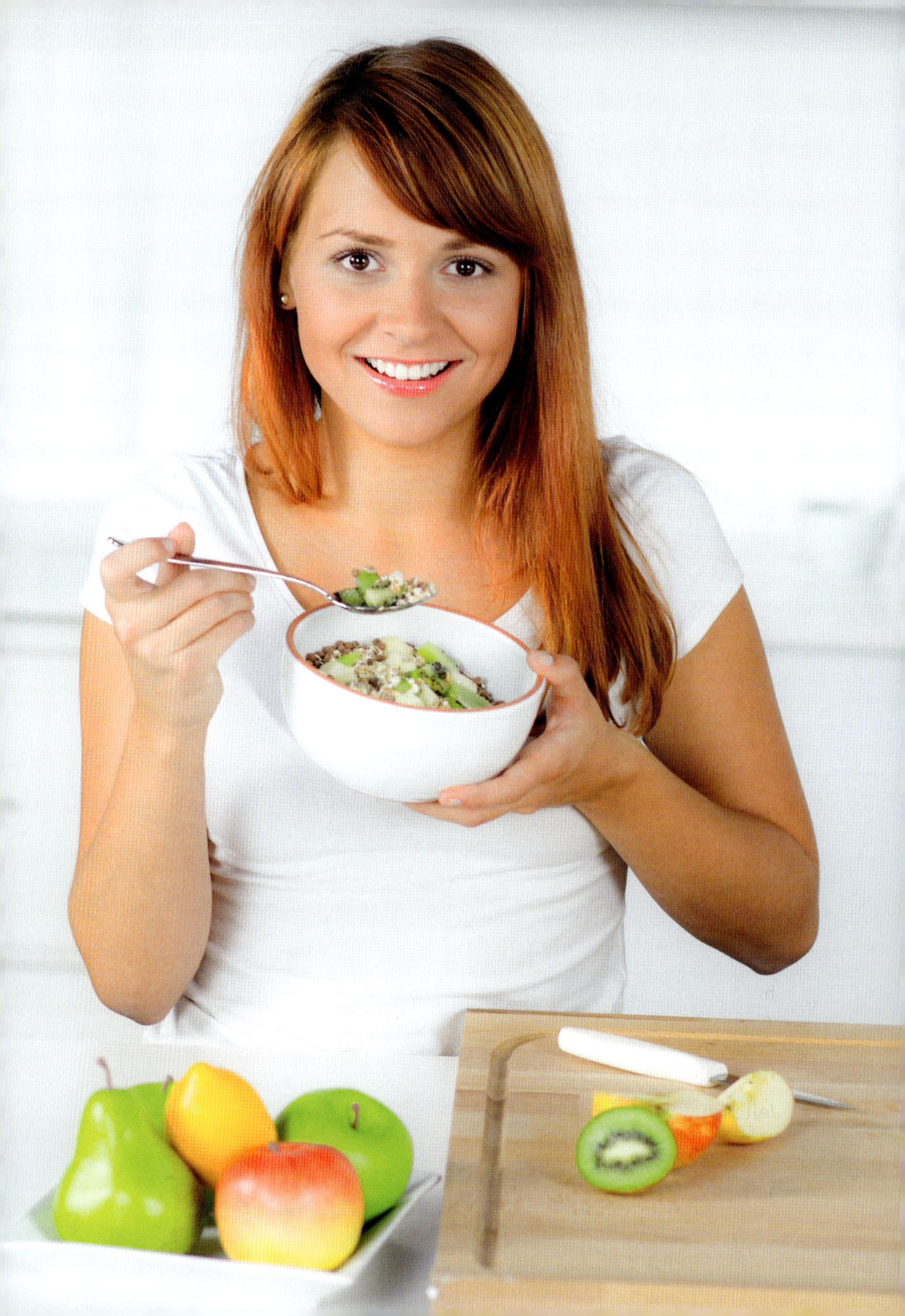

PCOS: DEFINITION UND VERBREITUNG

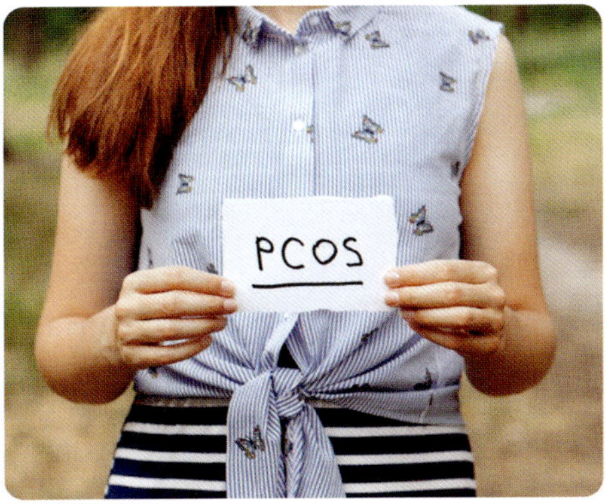

Das Polyzystische Ovar-Syndrom (PCOS) stellt eine der häufigsten hormonellen Störungen bei Frauen im gebärfähigen Alter dar, weltweit sind etwa 4–12 Prozent von ihnen betroffen. Die Erkrankung wurde erstmals 1935 von Stein und Leventhal beschrieben.

Die Störung des hormonellen Gleichgewichts führt zu einer erhöhten Produktion männlicher Hormone mit klassischen Zeichen der Vermännlichung (Androgenisierungserscheinungen), wie vermehrter Körperbehaarung, Akne oder Haarausfall (Alopezie), sowie zu Störungen des weiblichen Zyklus, oftmals auch verbunden mit Unfruchtbarkeit und kleinzystischen Eierstöcken im Ultraschall.

Das PCOS manifestiert sich typischerweise schon während der Pubertät. Betroffen sind demnach vor allem junge Frauen, die zumeist leicht bis stark übergewichtig sind, allerdings gibt es auch einen kleineren Anteil schlanker PCOS-Patientinnen (ca. 10–15 Prozent).

Darüber hinaus ist das PCOS stark mit einer Stoffwechselstörung (metabolischen Störung) in Verbindung mit Insulinresistenz, also einer herabgesetzten Empfindlichkeit gegenüber Insulin, assoziiert. Hauptrisikofaktor für die Entwicklung eines PCOS ist und bleibt daher das Übergewicht, insbesondere die bauchbetonte Adipositas, die eine zentrale Rolle in der Entstehung der Insulinresistenz spielt, auch wenn diese auch bei dünnen PCOS-Patientinnen oftmals vorhanden ist.

Des Weiteren wurde das PCOS mit einem erhöhten Risiko für metabolische Störungen, wie Fettstoffwechselstörungen und Diabetes mellitus Typ II, sowie Herz-Kreislauf-Erkrankungen in Zusammenhang gebracht.

Ursachen für das PCOS

Für die Entstehung des PCOS scheint das Zusammenspiel verschiedener Faktoren verantwortlich zu sein. Neben einer genetischen erblichen Vorbelastung (Polymorphismen) spielen vor allem Umwelt- und Lifestyle-Faktoren eine große Rolle. Von nennenswerter Bedeutung sind hier:

- **Erhöhte Insulinspiegel** infolge von Insulinresistenz (kompensatorische Hyperinsulinämie), die durch die bauchbetonte Adipositas verstärkt werden
- **Fehlfunktionen innerhalb hormoneller Regelkreisläufe** im Sinne einer erhöhten Ausschüttung von LH (Luteotropes Hormon) aus der Hirnanhangsdrüse, die in weiterer Folge eine verstärkte Produktion männlicher Hormone (Androgene) in den Eierstöcken bewirkt
- **Fehlfunktionen innerhalb der Eierstöcke** selbst, die zu einer erhöhten Androgenproduktion der Eierstöcke führen. Ursachen hierfür sind einerseits die gesteigerte Stimulation durch LH, andererseits die gestörte Hormonsynthese aufgrund verschiedener Enzymfehlfunktionen. Dazu kommen die bereits erwähnten erhöhten Insulinspiegel infolge von Insulinresistenz. Insulin stimuliert die Schlüsselenzyme der Androgensynthese und hemmt die Produktion von SHBG (Sexualhormonbindendes Globulin) in der Leber. SHBG ist jedoch das Bindungsprotein für Testosteron im Blut. Eine verminderte SHBG-Produktion führt daher zu einem erhöhten Spiegel ungebundenen, freien Testosterons und verstärkt somit die erhöhten Androgenspiegel im Blut.

In der Tat stellen beim PCOS die Eierstöcke die Hauptquelle des Androgenüberschusses dar. Diese sogenannte funktionelle ovarielle Hyperandrogenämie (FOH) wird bei >70 % der Patientinnen beobachtet. Allerdings weist ca. die Hälfte der Patientinnen auch eine erhöhte Androgenproduktion aus der Nebennierenrinde auf. In beiden Fällen wird die überschießende Hormonproduktion durch Enzymfehlfunktionen verursacht.

Insulinresistenz bei PCOS

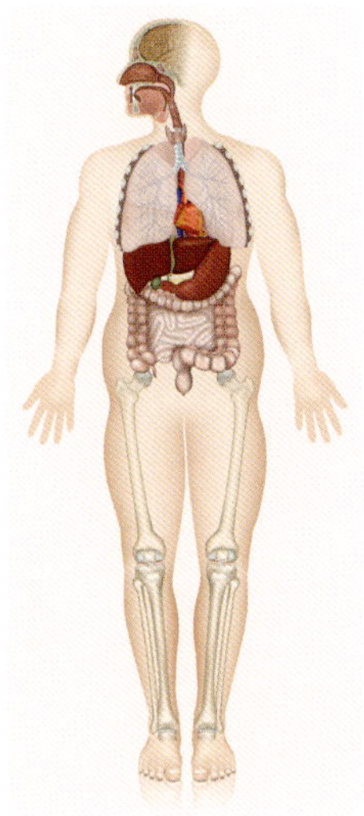

Das PCOS ist gekennzeichnet durch eine Insulinresistenz in Fettgewebe, Muskeln und Leber, aber einer erhöhten Insulinempfindlichkeit in den Eierstöcken, wodurch es zu der bereits erwähnten gesteigerten Androgensynthese und schließlich zur Hyperandrogenämie kommt.

Wie entsteht jedoch diese Insulinresistenz?

Das Übergewicht, insbesondere die bauchbetonte Adipositas, spielt eine zentrale Rolle in der Entstehung der Insulinresistenz. Dabei unterscheidet man das subkutane vom viszeralen Fettgewebe, das die Organe in der freien Bauchhöhle umhüllt und durch die Messung des Bauchumfangs bestimmt wird. Ein erhöhter Taillenumfang (>80 cm bei Frauen) ist somit ein Marker für ein höheres viszerales Fettgewebe und stellt einen Risikofaktor für Herz-Kreislauf-Erkrankungen wie Herzinfarkt, Schlaganfall, Atherosklerose (sog. „Gefäßverkalkung“) oder Diabetes mellitus Typ II dar.

Viszerales Fettgewebe ist nämlich metabolisch aktiv und setzt u. a. freie Fettsäuren (FFS), Adipokine und inflammatorische Zytokine wie TNF-α frei. Es ist somit eine Entzündungsquelle, eine Schlüsselkomponente in der Entstehung der Atherosklerose.

Ist dieses viszerale Fettgewebe nun erhöht, werden im Rahmen eines gesteigerten Fettabbaus vermehrt FFS ausgeschüttet, die dann über die Pfortader in die Leber gelangen. Diese hohe Konzentration an FFS in der Pfortader führt zu einer Störung der Leberfunktion und des Insulinsignalwegs und bewirkt somit Fettstoffwechselstörungen, erhöhte Insulinwerte und Insulinresistenz, was mit einem höheren Risiko für Herz-Kreislauf-Erkrankungen vergesellschaftet ist.

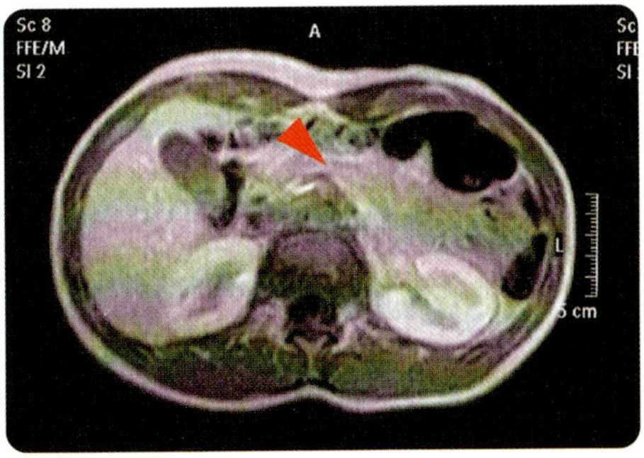

Magnetresonanzaufnahme des Bauches mit Darstellung des inneren (viszeralen) Fettes (roter Pfeil)

Insulinresistenz bedeutet also, dass Insulin weniger effizient an der Zielzelle wirkt. Dadurch ist die Insulin-vermittelte Glukoseaufnahme in Fett- und Muskelzellen vermindert. Darüber hinaus bewirkt die gestörte Leberfunktion eine erhöhte Glukose- und Triglyzeridproduktion in der Leber. Somit kommt es zu einem Überangebot an Glukose, und der Blutzuckerspiegel steigt. Folglich wird mehr Insulin aus der Bauchspeicheldrüse ausgeschüttet. Die dadurch entstandene Hyperinsulinämie stimuliert die Androgenproduktion in den Eierstöcken und trägt so zur Hyperandrogenämie bei.

Derselbe Effekt entsteht durch falsche Ernährung. Wird dem Körper zu viel Glukose in Form von Zucker oder Kohlenhydraten zugeführt, reagiert er mit einer erhöhten Insulinausschüttung, die schließlich die Hyperandrogenämie beim PCOS verstärkt und eine schon vorhandene Insulinresistenz weiterhin aufrechterhält. Diese Insulinresistenz ist jedoch durch richtige Ernährung deutlich verbesserbar.

Diagnose von PCOS

Die Diagnose des PCOS erfolgt international anhand der sogenannten „Rotterdam ESHRE/ASRM-Kriterien“. Gemäß diesen Rotterdam-Kriterien wird das PCOS durch drei Hauptmerkmale definiert, von denen zwei für die Diagnosestellung ausreichen:

- **Klinische und/oder biochemische Zeichen des Hyperandrogenismus**: Akne, verstärkte und typisch männliche Behaarung (Hirsutismus) und/oder erhöhte Androgenspiegel im Blut (Hyperandrogenämie)
- **Oligo- oder Anovulation** (Ausbleiben des Eisprungs) mit Zyklusstörungen (seltene bis gar keine Menstruationsblutung)
- **Polyzystische Ovarien**: kleinzystische Eierstöcke im Ultraschall

Das PCOS bleibt jedoch eine Ausschlussdiagnose. Das heißt, für eine sichere Diagnose müssen andere Ursachen für Hyperandrogenismus oder für das Ausbleiben der Monatsblutung ausgeschlossen werden. Beim Hyperandrogenismus sind das z. B. das Adrenogenitale Syndrom, die Nebennierenhyperplasie, Androgen-sezernierende Tumore oder das Cushing-Syndrom. Bei Ausbleiben der Monatsblutung sind Hyperprolaktinämie (erhöhte Prolaktinausschüttung), Schilddrüsenerkrankungen oder Anorexie (Magersucht) auszuschließen.

Anhand der Rotterdam-Kriterien können vier verschiedene PCOS-Erscheinungsformen unterschieden werden, je nachdem, ob alle drei diagnostischen Kriterien erfüllt werden (klassisches PCOS) oder nur zwei, die dann je nach Kombination die Phänotypen 2–4 definieren (siehe Grafik unten). Wesentlich ist dabei, dass das Vorkommen bauchbetonter Adipositas, metabolischer Erkrankungen und Risikofaktoren für Herz-Kreislauf-Erkrankungen von Phänotyp 1 bis 4 generell abnimmt, genauso wie die Schwere des Hyperandrogenismus und der Zyklusunregelmäßigkeiten.

Verschiedene PCOS-Phänotypen laut Rotterdam-Kriterien

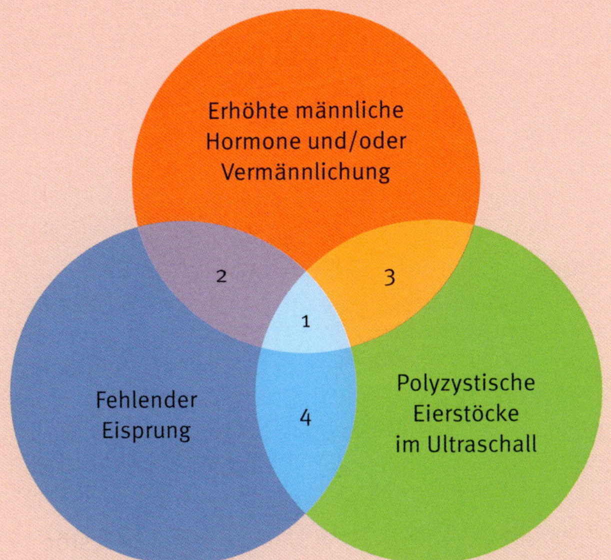

1: Klassisches PCOS
2: Hyperandrogene Anovulation
3: Ovulatorisches PCOS
4: Nicht-hyperandrogenes PCOS

Hormonstatus: wichtige Blutwerte

- **Hyperandrogenämie**: Freies Testosteron, Gesamttestosteron, Androstendion, Dehydroepiandrosteron-Sulfat (DHEAS) und SHBG (Sexualhormon-bindendes Globulin)

  Als sensitivste Methode für die Bestimmung der Hyperandrogenämie gilt freies Testosteron bzw. der Free Androgen Index. Ein erhöhtes Gesamttestosteron bzw. erniedrigtes SHBG ist ebenfalls Zeichen einer Hyperandrogenämie. Auch das DHEAS kann erhöht sein und würde auf eine gesteigerte Androgenproduktion der Nebenniere hindeuten, wie sie bei über 50 % der Patientinnen sichtbar ist. Bei schwereren klinischen Ausprägungen von PCOS ist darüber hinaus das Androstendion erhöht, was bei erhöhter Androgenproduktion sowohl aus den Eierstöcken als auch aus den Nebennieren vorkommen kann.

- **Erhöhte LH/FSH Ratio > 2**
  PCOS-Patientinnen weisen oftmals eine Erhöhung des LH bei relativ normalen FSH-Werten (Follikelstimulierendes Hormon) auf. Daher kann die Erhöhung des Quotienten dieser beiden Steuerungshormone zur Bestätigung eines PCOS-Verdachts herangezogen werden, auch wenn sie definitionsgemäß nicht mehr zu den diagnostischen Kriterien zählt, da LH z. B. bei Übergewicht eher im Normbereich ist und PCOS-Patientinnen häufig übergewichtig sind.

- **Erhöhung des Anti-Müller-Hormons (AMH)**
  Wichtig ist auch die Bestimmung des AMH, das von wachsenden Follikeln in den Eierstöcken abgesondert wird und die Fruchtbarkeit einer Frau anzeigt. Eine starke Erhöhung des AMH (typischerweise auf das 2- bis 4-Fache) ist ein deutlicher Hinweis auf das Vorliegen eines PCOS und kann daher bei der Diagnosesicherung in unklaren Fällen ebenfalls herangezogen werden.

- **Progesteron und 17-Beta-Östradiol**
  Der Progesteronspiegel ist beim PCOS typischerweise erniedrigt, wohingegen Östradiolspiegel normalerweise relativ im Normbereich sind.

Transvaginaler Ultraschall

Eine gynäkologische Untersuchung mit einem transvaginalen Ultraschall der Eierstöcke (alternativ vom Bauch aus – Abdominalultraschall) gehört ebenfalls zur Diagnosesicherung eines PCOS. Im Ultraschall sind zumeist mehrere kleine Zysten in den Eierstöcken zu finden.

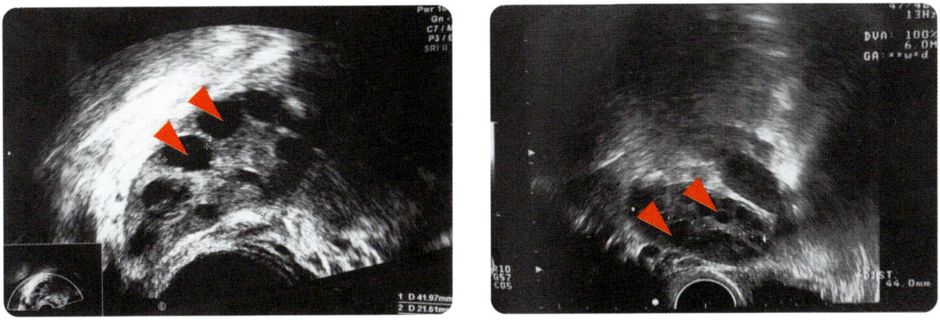

Transvaginaler Ultraschall bei einer PCOS-Patientin: Polyzystische Eierstöcke (rote Pfeile)

Metabolische Abklärung

Aufgrund des höheren Risikos für metabolische Störungen und Herz-Kreislauf-Erkrankungen ist bei allen PCOS-Patientinnen eine umfassende metabolische Abklärung notwendig. Diese umfasst:

- Blutdruck
- Body-Mass-Index

BMI = Körpergewicht (kg)/Größe $(m)^2$

Kategorie	BMI (kg/m²)
Untergewicht	< 18,5
Normalgewicht	**18,5–24,9**
Übergewicht (Präadipositas)	25,0–29,9
Adipositas Grad I	30,0–34,9
Adipositas Grad II	35,0–39,9
Adipositas Grad III (Adipositas per magna)	> 40,0

- Bauchumfang: Noch wichtiger zur Einschätzung des Risikos für Herz-Kreislauf-Erkrankungen sind der Taillen- und Hüftumfang und das sich daraus ergebende Taille-Hüft-Verhältnis, auch waist-hip ratio (WHR) genannt. So lässt sich die bauchbetonte Adipositas, die einen Hauptrisikofaktor darstellt, besser quantifizieren.

WHR = Taillenumfang (cm)/Hüftumfang (cm)

Taillenumfang bei Frauen	Bedeutung
60–80 cm	Super!
80–88 cm	Achtung!
88–150 cm	Stopp, Risiko!

- Fettstoffwechsel: Triglyzeride, LDL-, HDL-, Gesamtcholesterin
- Glukosestoffwechsel: Glukose- und Insulinprofil inkl. HbA1c (Langzeit-Blutzucker) und C-Peptid, dessen Erhöhung einen Hinweis auf gesteigerte Insulinsekretion darstellt.

Oraler Glukosetoleranztest (oGTT)

Zur Feststellung des gestörten Zuckerstoffwechsels und des Insulinüberschusses (Hyperinsulinämie) empfiehlt sich ein oraler Glukosetoleranztest (oGTT, Zuckerbelastungstest). Dieser wird von jedem Labor durchgeführt. Die Patientin sollte dabei nüchtern sein und bekommt 75 g Glukose (in 300 ml Wasser) zu trinken. Zu Beginn und nach zwei Stunden werden Blutzucker und Insulinspiegel gemessen. Dabei gelten folgende Normalwerte für den Blutzuckerspiegel:

- nüchtern (vor dem Trinken der Glukoselösung): $<$ 100 mg/dl
- zwei Stunden nach Trinken der Lösung: $<$ 140 mg/dl

Hier ein Überblick über die Interpretation des oGTT und der HbA1c-Werte:

Befundung	Nüchtern-Glukose	2-h-Glukosewert des oGTT	HbA1c
Normalwert	‹100 mg/dl	‹140 mg/dl	‹5,7 %
Gestörte Glukosetoleranz „Prädiabetes“	100–125 mg/dl	140–199 mg/dl	5,7–6,4 %
Diabetes mellitus	≥126 mg/dl	≥200 mg/dl	≥6,5 %

HOMA-Index

Die Insulinempfindlichkeit wird anhand des sogenannten „HOMA-Index“ ermittelt. Dieser errechnet sich aus dem Nüchternblutzucker und dem Nüchterninsulinspiegel nach 12-stündiger Nahrungskarenz wie folgt:

HOMA-IR = (Nüchterninsulinspiegel (µU/mL) × Nüchternblutzucker (mg/dL))/405 oder

HOMA-IR = (Nüchterninsulinspiegel (µU/mL) × Nüchternblutzucker (mmol/L))/22,5

Damit kann das Risiko für eine Insulinresistenz bestimmt werden.

Stadium	HOMA-Index	Interpretation
1	‹2,0	Insulinresistenz ist eher unwahrscheinlich
2	2,0–2,5	Hinweis auf eine mögliche Insulinresistenz
3	2,5–5,0	Insulinresistenz ist sehr wahrscheinlich
4	›5,0	Insulinresistenz ist vorhanden; Durchschnittswert bei Diabetes mellitus Typ II

PCOS und gesundheitliche Risiken

Wie bereits erwähnt, hat das PCOS neben kosmetischen Folgen und Zyklusstörungen auch weitere gesundheitliche Auswirkungen. Patientinnen mit PCOS weisen nämlich im klinischen Bild ein erhöhtes Risiko für metabolische Störungen auf:

- bauchbetonte Adipositas
- Fettstoffwechselstörung (Dyslipidämie) mit erhöhten Spiegeln von Triglyzeriden und LDL-Cholesterin sowie erniedrigten HDL-Cholesterin-Werten
- gestörte Glukosetoleranz, Schwangerschaftsdiabetes, Diabetes mellitus Typ II
- Bluthochdruck (arterielle Hypertonie)
- Insulinresistenz mit kompensatorischer Hyperinsulinämie (50–70 % der Fälle)
- 11-fach erhöhtes Vorkommen des Metabolischen Syndroms, auch Syndrom X genannt

All die genannten Punkte sind typische Risikofaktoren für frühzeitige systemische Atherosklerose und in weiterer Folge für Herz-Kreislauf-Erkrankungen.

Definition des Metabolischen Syndroms laut International Diabetes Federation (IDF)

- bauchbetonte Adipositas mit Taillenumfang > 80 cm bei Frauen
- Zusätzlich zwei der vier folgenden Kriterien:
  - erhöhte Triglyzeride ≥ 150 mg/dl bzw. medikamentöse Therapie dieser Fettstoffwechselstörung
  - erniedrigtes HDL-Cholesterin < 50 mg/dl bei Frauen bzw. medikamentöse Therapie dieser Fettstoffwechselstörung
  - erhöhter Blutdruck ≥ 130 mmHg systolisch oder ≥ 85 mmHg diastolisch bzw. medikamentöse Therapie des Bluthochdrucks
  - Nüchternblutzucker ≥ 100 mg/dl oder Diabetes mellitus Typ II

Risiko für Herz-Kreislauf-Erkrankungen

Tatsächlich scheinen Patientinnen mit PCOS schon in jungen Jahren Zeichen einer frühzeitigen systemischen Atherosklerose („Gefäßverkalkung“) aufzuweisen. In zahlreichen Studien zeigte sich bei ihnen eine erhöhte Wanddicke der Halsschlagader, die sogenannte „Intima-Media-Dicke“ der Carotis, die als Risikofaktor für Herz-Kreislauf-Erkrankungen gilt.

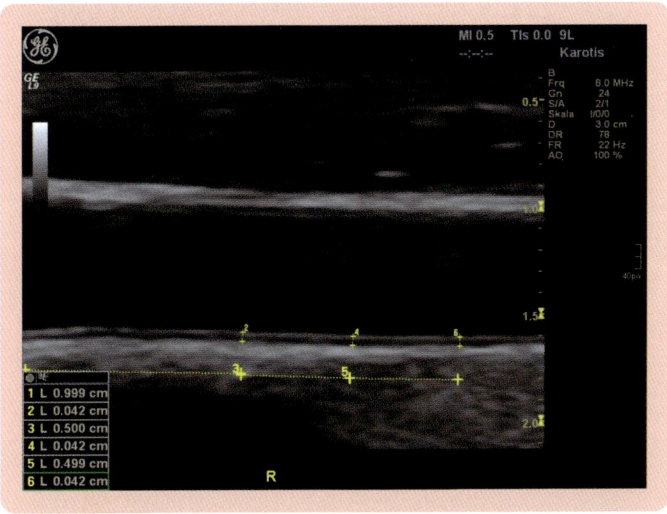

Messung der Intima-Media-Dicke der Halsschlagader (Carotis, CIMT)

Es wird vermutet, dass die kardiovaskulären Risikofaktoren, die im Rahmen dieses Syndroms bereits im jugendlichen Alter auftreten (z. B. erhöhte Cholesterinwerte), langfristige Auswirkungen auf das Gefäßsystem haben könnte n. Insulin übt nämlich eine gefäßverkalkende Wirkung aus, indem es die Fettablagerung in den Blutgefäßen fördert. Darüber hinaus reguliert Testosteron den Fettstoffwechsel, indem es die Freisetzung freier Fettsäuren aus dem viszeralen Fettgewebe stimuliert, die in weiterer Folge eine Fettstoffwechselstörung und Insulinresistenz fördern.

Außerdem scheint Testosteron mit sogenannten advanced glycation end products (AGEs) assoziiert zu sein. Diese entzündungsfördernden und oxidativen Mediatoren entstehen durch die Verzuckerung (Glykosilierung) von Proteinen oder Fetten und können gefäßverkalkend wirken. Dies trägt möglicherweise zur Erhöhung des Risikos für Herz-Kreislauf-Erkrankungen beim PCOS bei.

Tatsächlich fanden sich in aktuellen Studien hohe Spiegel von AGEs im Falle von Insulinresistenz, Diabetes mellitus, Atherosklerose und PCOS.

Beim PCOS scheint es nun so zu sein, dass sich AGEs in den Eierstöcken ansammeln können, was in der Folge zu Zyklusstörungen führt. Außerdem bewirken sie eine Entzündungsreaktion und eine Störung des Insulinsignalwegs und des Glukosetransports, was eine Insulinresistenz mit erhöhten Insulin- und Blutzuckerspiegeln sowie Übergewicht bewirkt. Die entstandene Hyperinsulinämie verstärkt auch die Hyperandrogenämie und somit die klinische Ausprägung des PCOS.

Schlafapnoe

Besonders übergewichtige PCOS-Patientinnen weisen häufig eine Schlafapnoe (Atmungsstörungen im Schlaf) auf. Dies sollte im Schlaflabor weiter abgeklärt werden.

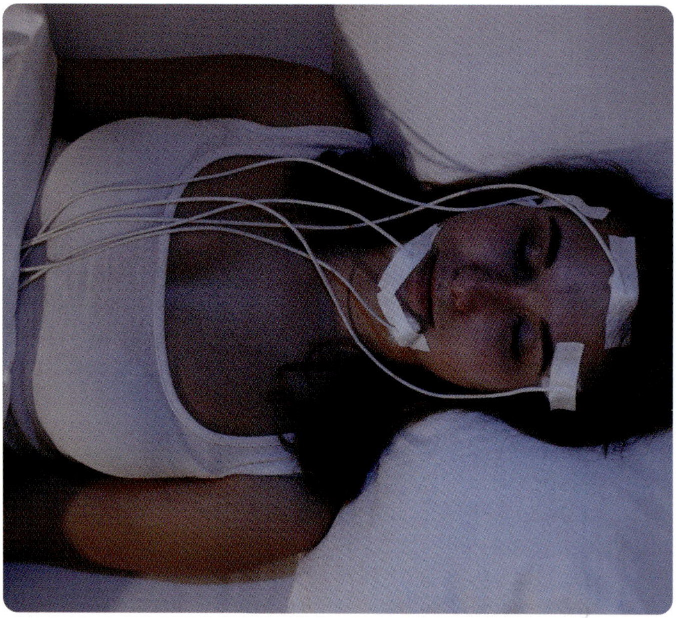

THERAPIEMÖGLICHKEITEN

Das allgemeine Ziel bei PCOS ist die Wiederherstellung des hormonellen Gleichgewichts, ebenso wie die Verbesserung der Stoffwechselsituation mit Verminderung der Insulinresistenz. Hierbei unterscheiden wir in erster Linie zwischen der medizinisch-klinischen Therapie mittels Medikamenten und Nahrungsergänzungspräparaten einerseits und der Therapie durch Ernährungsumstellung und Diäten andererseits.

Medizinisch-klinische Therapie

Myo-Inositol, das „natürliche Metformin“ (siehe unten): Myo-Inositol spielt eine wichtige Rolle als sekundärer Botenstoff im Insulinsignalweg und bewirkt eine erhöhte Glukoseaufnahme in den Zellen. Dadurch führt es zu einer verbesserten Insulinempfindlichkeit und unterstützt das hormonelle Gleichgewicht, indem es LH-, Androgen- und CRP-Spiegel (C-reaktives Protein) vermindert und einen regelmäßigen Zyklus wiederherstellt. Es ist im Nahrungsergänzungsmittel Gesdine® in Kombination mit Folsäure enthalten.

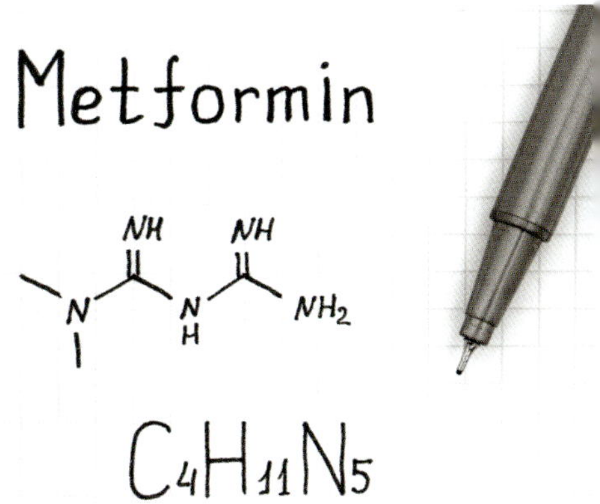

Metformin: Metformin (Glucophage®), das typischerweise bei Diabetes mellitus Typ II verwendet wird, kann auch bei PCOS im sogenannten „off-label use“ (Zulassung für eine andere Diagnose) zur Therapie der Insulinresistenz angewendet werden. Es ist ein Insulin-Sensitizer, der die Glukoseneubildung in der Leber sowie die Glukoseaufnahme aus dem Darm hemmt und die Insulinempfindlichkeit von Geweben verbessert, indem es den Glukosetransport aus dem Blut in Zellen erhöht. Dadurch wird der Blutzuckerspiegel gesenkt, durch die verbesserte Insulinsensitivität wird der Insulinspiegel verringert und folglich die Androgenproduktion in den Eierstöcken reduziert. Zyklusstörungen werden oftmals aufgehoben und der Eisprung wird wiederhergestellt. Metformin wirkt sich zudem positiv auf Fettstoffwechsel und Blutdruck aus. Auch schlanke PCOS-Patientinnen ohne ausgeprägte Stoffwechselstörung scheinen von einer Metformin-Therapie zu profitieren, was den Zusammenhang zwischen PCOS und einer metabolischen Störung verdeutlicht. Dieser Effekt könnte auf die Reduktion von AGEs und CRP durch Metformin zurückzuführen sein.

Hormontherapie

Orale Kontrazeptiva (Pille): Bei PCOS-Patientinnen ohne aktuellen Kinderwunsch können hormonelle Empfängnisverhütungsmittel auch therapeutisch eingesetzt werden. Ziel ist es, das Hormonungleichgewicht mit LH-Erhöhung und Androgenüberschuss zu korrigieren und den Menstruationszyklus zu normalisieren. So unterdrücken Pillen mit einem niedrigen Ethinylöstradiolgehalt (EE: 20 oder 30 µg) und einem antiandrogen wirksamen Gestagen die Eierstockaktivität durch LH-Reduktion und hemmen in der Folge die Produktion von Androgenen. Darüber hinaus stimuliert das EE die SHBG-Produktion, wodurch die Androgenspiegel weiter gesenkt werden. Alternativ zum EE gibt es auch zwei Pillen auf dem Markt, die das natürliche Östradiol beinhalten (Zoely®, Qlaira®).

Antiandrogene: Antiandrogene, wie Spironolacton, Flutamid, Cyproteronacetat (CPA) oder Finasterid werden oft zusätzlich zu oralen Kontrazeptiva zur Behandlung eines Hirsutismus verwendet, da sie an den Haarfollikeln androgenhemmend wirken.

Cortison: Zur Therapie einer überschießenden Androgenproduktion aus der Nebennierenrinde können Kortikosteroide angewendet werden.

Helfer aus der Natur

Silberkerze *(Cimicifuga racemosa):* Kann Beschwerden, vor allem Menstruationsschmerzen (Dysmenorrhoe), lindern und den Zyklus normalisieren.

Mönchspfeffer *(Agnus castus):* Dieser Prolaktinhemmer senkt die männlichen Hormone und wirkt sich positiv auf den Glukosestoffwechsel aus.

Medikamente zur Gewichtsreduktion

Eine Optimierung des Körpergewichts ist Teil der Therapie.

Liraglutid: Liraglutid (Saxenda®) ist ein Glucagon-like Peptide-I-(GLP-I-)Analogon und wird zur Gewichtsreduktion bei Übergewicht ab einem BMI von 30 kg/m² (bzw. BMI ≥27kg/m² im Falle von Diabetes mellitus Typ II, Bluthochdruck, Fettstoffwechselstörung) angewendet. Es verstärkt die glukoseabhängige Insulinausschüttung aus der Bauchspeicheldrüse und hemmt gleichzeitig die Produktion des Gegenspielers Glukagon, wodurch der Blutzuckerspiegel gesenkt wird. Darüber hinaus verzögert es die Magenentleerung und erhöht das Sättigungsgefühl.

Humanes Choriongonadotropin (HCG): Eine Therapie mit diesem Schwangerschaftshormon ist bei PCOS mit erhöhten männlichen Hormonen nicht sinnvoll, da durch HCG die männlichen Hormone erhöht werden können.

Wachstumshormon (Human Growth Hormone, HGH): Eine Gewichtsabnahme mit Hilfe von Wachstumshormon ist nur bei Wachstumshormonmangel sinnvoll. Dieser tritt manchmal bei älteren Menschen auf, bei jüngeren unter anderem bei Schäden an der Hirnanhangsdrüse (z. B. nach Unfällen).

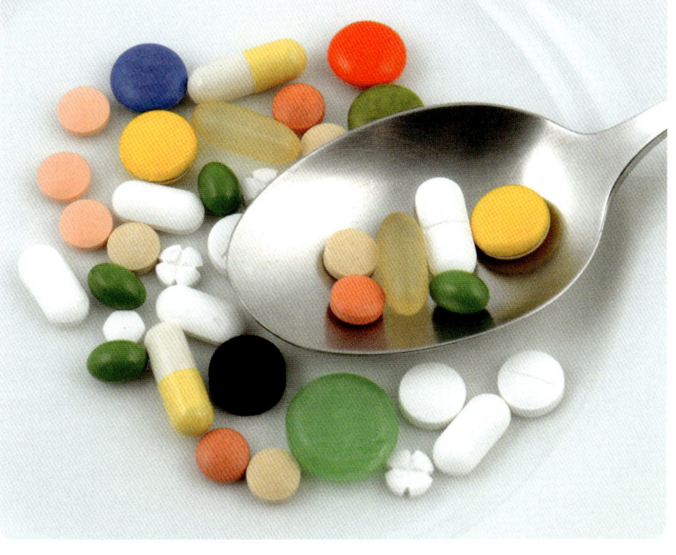

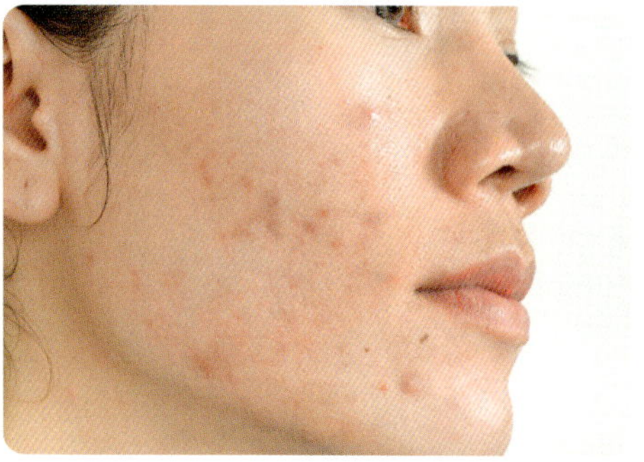

Kosmetische Aspekte bei PCOS

Akne

Der Aknebehandlung stehen in erster Linie kosmetische Behandlungen, wie Fruchtsäure-Peelings oder Dermabrasion, sowie lokale Behandlungen (z.B. Hormoncremen) zur Verfügung. Bei stärker ausgeprägter Akne kann die Einnahme von Isotretinoin, einer Vitamin-A-Form, über mehrere Monate als Kur eingesetzt werden. Dabei muss jedoch auf ausreichende Verhütung geachtet werden, da dieses Präparat im Falle einer Schwangerschaft eine fruchtschädigende (teratogene) Wirkung hat. Alternativ kann auch die Einnahme einer Kombinationspille, insbesondere mit einem Gestagen mit antiandrogener Wirkung, durch die Herabsetzung der männlichen Hormone positiv auf das Hautbild wirken.

Hirsutismus (vermehrte Körperbehaarung)

Gegen die unerwünschte übermäßige Behaarung können klassische Methoden der Haarentfernung wie Rasieren, Enthaarungscremes, Kalt- oder Warmwachsepilation oder die dauerhafte Haarentfernung mittels IPL oder Laser angewendet werden. Auch das Bleichen des Haarflaums, insbesondere auf der Oberlippe, kommt in Frage.

Außerdem können die klassische Pille oder Antiandrogene eingesetzt werden.

Hinweis: Nikotin stimuliert die Haarwurzel. Daher empfiehlt es sich, den Nikotinkonsum einzuschränken oder mit dem Rauchen aufzuhören.

Alopezie (Haarverlust)

Bei der Alopezie unterscheidet man hauptsächlich zwischen der androgenen (männlichen) Alopezie und der diffusen Alopezie, die z.B. im Alter, bei Schilddrüsenunterfunktion oder erniedrigten Östrogenwerten auftreten kann. Zur Behandlung der androgenen Alopezie eignet sich z.B. eine lokale Therapie mittels Finasterid- oder Minoxidil-Haarwasser.

PCOS und Kinderwunsch

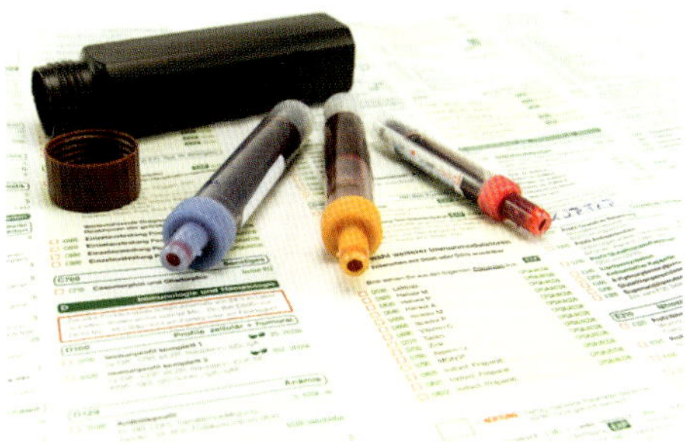

Wie bereits erwähnt, geht das PCOS oft mit einem unerfüllten Kinderwunsch einher. Ein PCO-Syndrom bedeutet aber nicht gleich, schlecht oder gar nicht fruchtbar zu sein: Dies kann Ihr Arzt oder Ihre Ärztin durch eine Blutabnahme und ein sogenanntes **Zyklusmonitoring** feststellen.

Zur Verbesserung der weiblichen Fertilität werden oftmals Myo-Inositol und Folsäure eingesetzt, die in dem Nahrungsergänzungsmittel Gesdine® enthalten sind (1 Beutel enthält 2 g Myo-Inositol und 200 µg Folsäure, Tagesdosis: 2 Beutel). Myo-Inositol steigert die Insulinempfindlichkeit und unterstützt das hormonelle Gleichgewicht. Zusätzlich ist die Einnahme von Folsäure bei Kinderwunsch zu empfehlen, da Folsäure eine wichtige Rolle bei der Zellteilung und Blutbildung spielt und folglich die gesunde Entwicklung des Kindes unterstützt.

Ziel der Behandlung eines unerfüllten Kinderwunsches ist es, bei Betroffenen einen Eisprung (Ovulation) auszulösen. Ob ein natürlicher Eisprung stattfindet, kann entweder durch einen Selbsttest (Harntest) oder durch eine Blutabnahme (LH-Östradiol-Bestimmung) und einen Ultraschall (Anzahl und Größe der Eifollikel) bestimmt werden.

Erster Therapieschritt ist die **Gewichtsabnahme** bei Übergewicht, da sich ein normaler BMI positiv auf die Fruchtbarkeit der Frau auswirkt. Auch Metformin kann aufgrund der verbesserten Insulinsensitivität den Eisprung wiederherstellen. Andererseits stehen verschiedene **medikamentöse Therapien** zur Auslösung eines Eisprungs zur Verfügung, wie Clomiphen, das schon jahrzehntelang in Verwendung ist, Letrozol sowie Gonadotropine (FSH/LH zur Follikelstimulation) und GnRH (Gonadotropin-Releasing-Hormon).

Darüber hinaus kann, wenn der Ultraschall polyzystische Eierstöcke zeigt, bei Ausbleiben eines Eisprungs die sogenannte Ovarstichelung (Laparoscopic Ovarian Drilling,

LOD) angewendet werden. Hier werden einzelne Zysten in den Eierstöcken operativ aufgestochen und damit entfernt.

Im Normalfall führt eine Stimulation mit Clomiphen nach einigen Zyklen (Monaten) zu einer Schwangerschaft, wenn keine Zusatzprobleme auftreten, wie z.B. verschlossene Eileiter oder ein schlechter Samenbefund.

Bei ausbleibendem Erfolg kann eine künstliche Befruchtung mittels In-vitro-Fertilisation (IVF) in Betracht gezogen werden. Bei der künstlichen Befruchtung werden Eizellen über eine Punktionsnadel gewonnen und außerhalb des Körpers mit den Spermien des Partners befruchtet. Im Normalfall werden ein bis maximal zwei Embryonen in die Gebärmutter eingesetzt.

Prepare for Pregnancy (Vorbereitung für eine Schwangerschaft)

Optimierung des Körpergewichts: Erhaltung der körperlichen Fitness und Normal- bzw. Idealgewicht sind wichtige Voraussetzungen für eine unkomplizierte Schwangerschaft. Bei Übergewicht (und weiterer Gewichtszunahme in der Schwangerschaft) kann es zu gesundheitlichen Problemen wie Blutdruckanstieg oder Schwangerschaftsdiabetes bis hin zu Schwierigkeiten bei der Geburt kommen.

Vitamineinnahme vor, während und nach der Schwangerschaft: Prinzipiell werden für den Kinderwunsch und die Schwangerschaft bereits einige Vitamin-Mineralstoff-Kombinationen angeboten – ähnlich den Multivitaminpräparaten. Darauf sollten Sie achten:

- Tägliche Einnahme von 400 µg Folsäure, um Fehlbildungen des Zentralnervensystems zu verhindern (Spaltmissbildungen – offener Rücken). Beginnen Sie mindestens einen Monat vor Kinderwunsch mit der Einnahme von Folsäure bis inklusive der 12. Schwangerschaftswoche.
- Eine zusätzliche Einnahme von 150 µg Jod täglich ist allgemein ab Beginn des Kinderwunsches bis zu 6 Monaten nach der Geburt zu empfehlen. Das dient zur Unterstützung einer guten Schilddrüsenfunktion in der Schwangerschaft und während des Stillens. **Vorsicht** bei Schilddrüsenerkrankungen!

- Ausreichender Vitamin-D3-, Vitamin-B12- und Eisenspiegel (Ferritin): am besten noch vor der Schwangerschaft durch einen Labortest überprüfen lassen und gegebenenfalls optimieren.

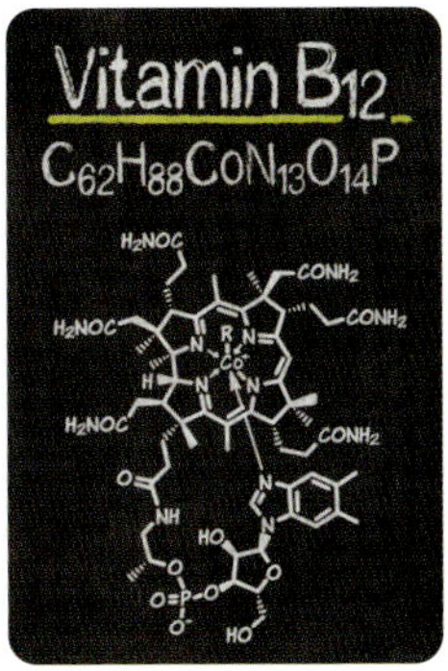

Impfungen, da Impfungen während der Schwangerschaft möglich, jedoch nicht ideal sind: Lassen Sie Ihren Schutz gegen eine Rötelninfektion bei Ihrem Hausarzt/Ihrer Hausärztin bzw. im Labor überprüfen. Bei fehlendem Schutz sollte eine Masern-Mumps-Röteln-Impfung erfolgen. Fehlende Schutzimpfungen im Impfpass sollten möglichst vor Eintritt einer Schwangerschaft nachgeholt werden. Besonders wichtig ist dabei die Varizellen-Schutzimpfung. Vor und auch während der Grippesaison (Oktober bis März) wird die Durchführung der Influenza-Schutzimpfung eindeutig empfohlen. Eine Grippe während der Schwangerschaft kann einen besonders schweren Verlauf nehmen.

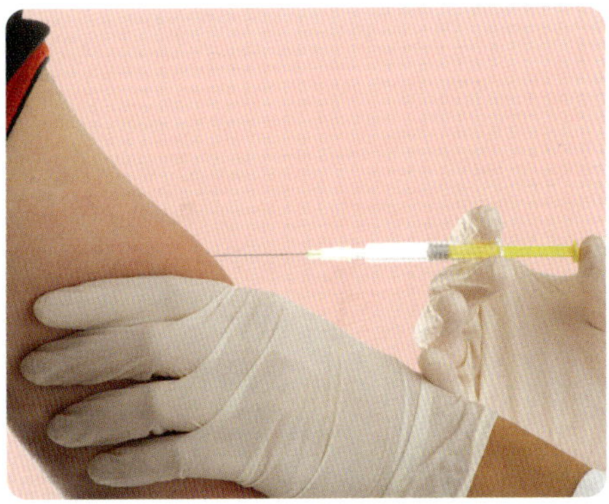

Eine Covid-19-Impfung sollte ebenfalls bereits vor der Schwangerschaft durchgeführt werden, da auch eine Covid-19-Infektion in der Schwangerschaft einen schweren Verlauf haben kann. Bei besonderer Gefährdung (z. B. Gesundheitsberufe) oder wenn Ihr Partner Hepatitis B hat, ist auch eine Hepatitis-B-Impfung durch Arzt oder Ärztin wichtig.

Die Bestimmung der **Blutgruppe** und die Ausstellung eines Blutgruppenausweises durch ein Labor sind ebenfalls anzuraten. Auf Nikotin und Alkohol sollte in jedem Fall während der Schwangerschaft verzichtet werden.

Therapie durch Lebensstilveränderung

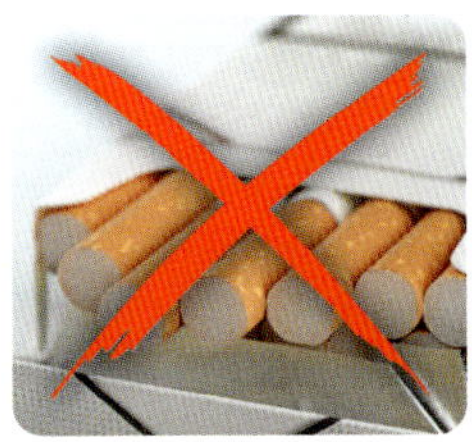

PCOS-Patientinnen weisen ein höheres Risiko für metabolische Störungen, Atherosklerose und Herz-Kreislauf-Erkrankungen auf. Eine frühzeitige Lebensstilveränderung, das heißt Ernährungsumstellung, Bewegung und Nikotinentzug, wirkt sich positiv auf Fettstoffwechsel, Blutdruck und Insulinresistenz aus und ist daher essenziell zur Vorbeugung langfristiger gesundheitlicher Auswirkungen und Folgeerkrankungen.

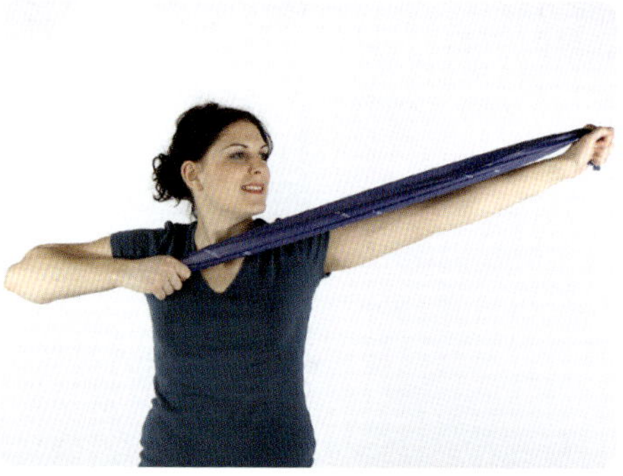

Da Übergewicht und Bewegungsmangel die Insulinresistenz fördern, sollte bei PCOS-Patientinnen ein Normalgewicht mit Verminderung des Bauchfetts durch **regelmäßige körperliche Aktivität** und **Ernährungsumstellung** angestrebt werden. Dadurch verbessert sich die Insulinempfindlichkeit der Gewebe, Insulin kann besser an der Zielzelle wirken und es werden niedrigere Spiegel benötigt. Schon eine geringe Gewichtsreduktion bewirkt bei übergewichtigen Patientinnen eine Verbesserung der Insulinsensitivität und führt somit zu einer Senkung erhöhter männlicher Hormone mit verbesserter Funktion der Eierstöcke und damit auch der Fertilität.

Den schnellsten Effekt einer Gewichtsabnahme erzielt man mit einer kohlenhydratreduzierten Diät (Low-Carb-Diät), allerdings kann es gerade bei dieser Ernährungsweise nach Absetzen zu einem starken Jojo-Effekt kommen. Daher sollte statt einer Crash-Diät eine generelle Ernährungsumstellung mit wenig Zucker bzw. Kohlenhydraten erfolgen.

Da das PCOS eng mit einer metabolischen Störung verbunden ist, profitieren auch normalgewichtige PCOS-Patientinnen von einem gesünderen Lebensstil mit veränderten Ernährungsgewohnheiten und sportlicher Aktivität.

ERNÄHRUNGSTHERAPIE

Ernährungsgrundlagen

Regulation des Blutzuckerspiegels

Insulin ist ein wichtiges Polypeptidhormon und wird in der Bauchspeicheldrüse gebildet. Es senkt den Blutzucker, indem es die Zuckeraufnahme in die Zellen fördert, in denen Glukose dann als Glykogen gespeichert wird. Darüber hinaus kurbelt Insulin die Fett- und Eiweißsynthese an. In der Bauchspeicheldrüse wird auch der Gegenspieler von Insulin, das Hormon Glukagon, gebildet. Dieses hat die entgegengesetzte Wirkung (Antagonist). Bei Stress kann Cortisol aus der Nebenniere vermehrt Glukose aus dem gespeicherten Glykogen freisetzen und damit auch den Blutzuckerspiegel erhöhen.

Eine ausgewogene, regelmäßige Ernährung hilft, den Blutzucker- und damit den Insulinspiegel zu regulieren. Die folgende Abbildung veranschaulicht die Zusammensetzung einer ausgewogenen Ernährung.

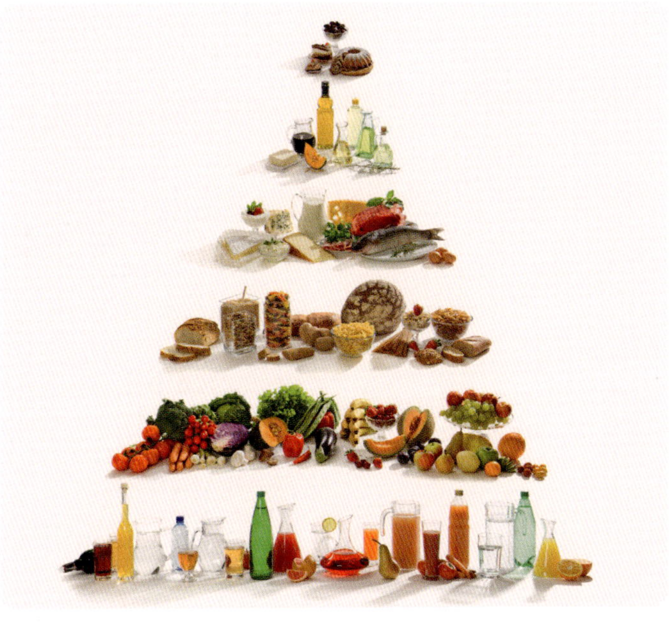

Das Fundament bildet eine ausreichende Flüssigkeitszufuhr durch alkoholfreie und zuckerfreie Getränke. Als Faustregel gelten hierfür 1,5–2 Liter täglich.

Im nächsten Stockwerk finden sich Obst und Gemüse. Diese Lebensmittel sind unsere wichtigsten Vitaminlieferanten, enthalten viele Mineral- und Botenstoffe und haben eine hohe Nährstoffdichte. Grüne Gemüsesorten zum Beispiel sorgen für einen ausgeglichenen Folsäurespiegel. Weitere wichtige Elemente sind Vitamin B12, Vitamin C und diverse Spurenelemente.

Im Stockwerk darüber finden sich Getreideprodukte, Backwaren, Kartoffeln etc. Sie sind Kohlenhydratlieferanten. Hierbei gilt es zu unterscheiden:

Gruppe	Art	Bezeichnung	Vorkommen
Monosaccharide (Einfachzucker)	Glukose	Traubenzucker	Getreideprodukte, Wurst (Semmel/Brötchen, Laugengebäck, Frühstückswurst …)
	Fruktose	Fruchtzucker	Obst
	Galaktose	Schleimzucker	Milch
Disaccharide (Zweifachzucker)	Saccharose	Haushaltszucker (= Glukose + Fruktose), Rohrzucker, Rübenzucker, Kristallzucker	Fertigprodukte, Limonaden, Süßigkeiten
	Laktose	Milchzucker (= Glukose + Galaktose)	Milch
	Maltose	Malzzucker (= Glukose + Glukose)	Mais, Bier
Polysaccharide (Mehrfachzucker)	Amylose	Spiralförmige Stärke	Roggen, Hafer, Gerste, Wildreis, Kartoffeln, Hülsenfrüchte
	Amylopektin	Flächenförmige Stärke	Weizen, Dinkel, Kamut, Amaranth, Quinoa, Hirse
Ballaststoffe (unverdauliche Polysaccharide)	Cellulose, Hemicellulose, Inulin, Pektin		Vollkornprodukte Gemüse Obst

Je hochwertiger die Saccharide (Zucker) sind, die wir unserem Körper zuführen, desto besser funktioniert er. Das bedeutet, dass wir vorwiegend auf eine polysaccharid- bzw. ballaststoffreiche Ernährung achten sollten.

Eine Etage höher befinden sich die Eiweiße (Proteine). Sie sind der wichtigste Grundbaustein für unsere Muskulatur und für viele Stoffwechselprozesse mitverantwortlich.

Die optimale Eiweißzufuhr beträgt ca. 0,8–1 g pro Kilogramm Körpergewicht. Bei sportlich sehr aktiven Menschen ist der Bedarf höher.

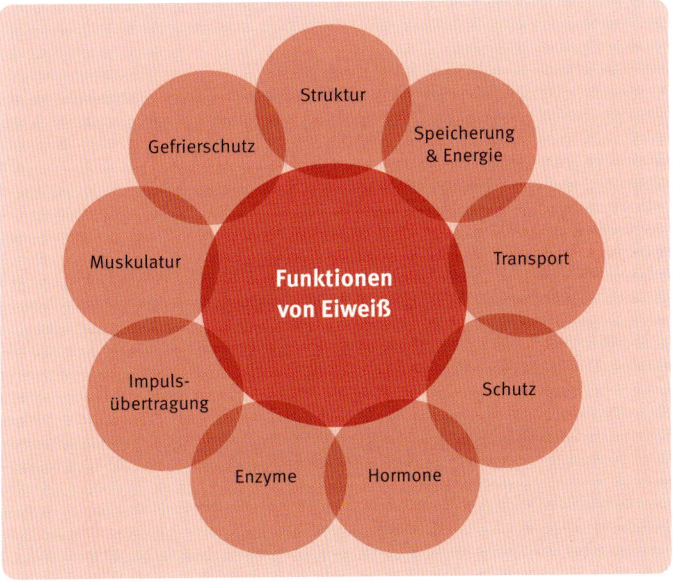

Ermittlung des täglichen individuellen Eiweißbedarfs

1) Eiweißbedarf je nach Aktivitätsgrad definieren

Eiweißbedarf/Tag	Aktivitätsgrad
0,8–1 g/kg Körpergewicht	bei normaler körperlicher Aktivität
1–1,2 g/kg Körpergewicht	bei gesteigerter Aktivität, ab 65 Jahren
1,2–1,7 g/kg Körpergewicht	bei hoher körperlicher Aktivität, zum gezielten Muskelaufbau, bei mangelhaftem Ernährungszustand

2) Errechnen der täglich benötigten Eiweißmenge

Eiweißmenge pro Tag (g) =
Körpergewicht (kg) × Eiweißbedarf pro Tag (g)

Beispiel: 70 kg × 1,2 g Eiweiß = 84 g Eiweiß pro Tag

Bei Über- oder Untergewicht sollte jedoch zur Korrektur das für die jeweilige Körpergröße entsprechende Normalgewicht gemäß dem Broca-Index verwendet werden:

Normalgewicht (kg) = Körpergröße (cm) – 100

Die gängigste Art, Eiweiß zuzuführen, erfolgt über tierische Produkte, da diese den höchsten Eiweißgehalt in der Relation zur Menge aufweisen. Bei einer vegetarischen oder veganen Ernährung muss eine höhere Menge an Lebensmitteln zugeführt werden, um denselben Eiweißgehalt zu erzielen.

Darüber hinaus spielt die biologische Wertigkeit der Proteine eine Rolle. Sie beschreibt, wie hoch der Eiweißgehalt des Produktes ist, den der Körper aufnehmen kann. Hier einige Beispiele:

Lebensmittel	Biologische Wertigkeit
Molkenprotein	104–110
Hühnerei	100
Thunfisch	92
Kuhmilch	88
Schweinefleisch	85
Sojaprotein	84–86
Rindfleisch	80
Bohnen	72
Reis	66

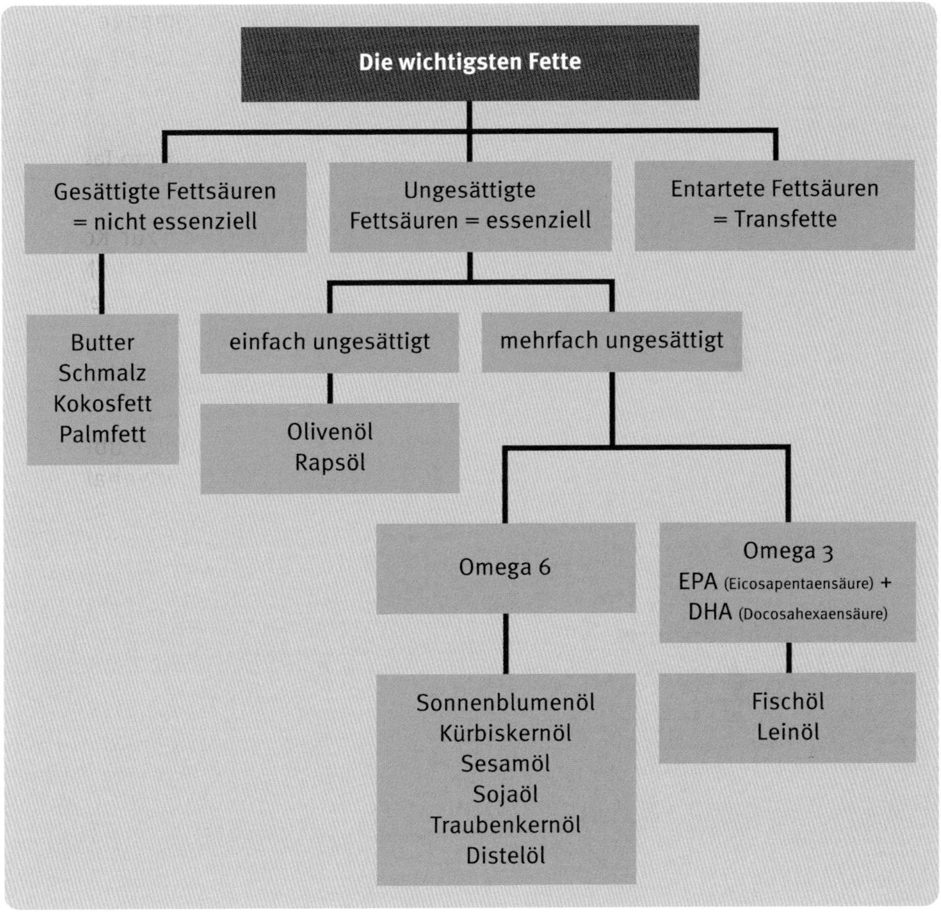

Im Stockwerk 5 der Ernährungspyramide finden sich die Fette und Öle. Die wichtigsten Fette sind in der Grafik oben aufgelistet.

An der Spitze schließlich finden sich die „Genussmittel". Darunter fallen unter anderem alkoholische Getränke, Limonaden, Süßigkeiten, Kuchen und Torten etc.

Genussmittel haben zwar für den Organismus aus gesundheitlicher Hinsicht die schlechteste Auswirkung, jedoch für das Belohnungszentrum und unser persönliches Empfinden den höchsten Wert. Aus diesem Grund fällt der Verzicht darauf am schwersten.

Niederglykämische Ernährungstherapie: Zuckerarme Ernährungsweise, Low Carb

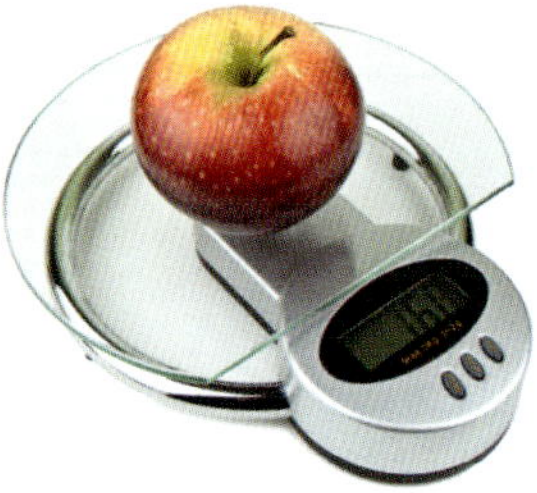

In der Tat wurde in den letzten Jahrzehnten der Zusammenhang zwischen der Ausprägung des PCOS und einer kohlenhydratreichen Ernährung offensichtlich und folglich die Reduktion der Kohlenhydratzufuhr Teil des PCOS-Managements. Diese sogenannte niederglykämische Ernährungsform wirkt sich nämlich positiv auf Insulinspiegel, Insulinresistenz und Gewicht aus und bewirkt eine Senkung der Triglyzerid- und Androgenproduktion.

Ziel der Ernährungstherapie ist es also, die Insulinempfindlichkeit zu erhöhen und somit den Insulinspiegel zu senken. Dies geschieht einerseits durch die Gewichtsreduktion an sich, da ein Gewicht im optimalen BMI-Bereich häufig schon zu einer verbesserten metabolischen Situation und oftmals z. B. zur Erfüllung des Kinderwunsches beiträgt sowie langfristig das Risiko für metabolische Störungen (z. B. Diabetes mellitus Typ II) und Herz-Kreislauf-Erkrankungen senkt.

Andererseits zielt die niederglykämische Ernährungsweise darauf ab, überschießende Blutzuckererhöhungen nach einer Mahlzeit (postprandial) und somit Insulinspitzen zu vermeiden. Dabei spielen die Kohlenhydratmenge, die Kohlenhydratqualität sowie das Ausmaß der bereits vorhandenen Insulinresistenz eine entscheidende Rolle.

Grundsätzlich führt die Zufuhr von Kohlenhydraten zu wesentlich höheren Blutzucker- und Insulinspiegeln als jene von Eiweiß. Allerdings ist Kohlenhydrat nicht gleich Kohlenhydrat. Das Ausmaß der Blutzucker- und Insulinspitzen wird durch die sogenannte Kohlenhydratqualität beeinflusst. Zur genaueren Vorhersage der blutzuckersteigernden Wirkung von Nahrungsmitteln dient der **glykämische Index (GI)**. Dieser sagt aus, wie stark der Kohlenhydratgehalt eines Lebensmittels den Blutzuckerspiegel erhöht. Zur Bestimmung des GI von Nahrungsmitteln wird der Blutzuckeranstieg nach Einnahme von 50 g Kohlenhydraten aus diesem Nahrungsmittel ermittelt und mit dem Blutzuckeranstieg nach 50 g reiner Glukose (Traubenzucker) verglichen, was als Referenzwert herangezogen wird (GI[Glukose] = 100). In anderen Worten: Ein GI von 50 bedeutet, dass der Blutzuckeranstieg nach Verzehr dieses Nahrungsmittels nur halb so hoch ist wie nach Aufnahme der gleichen Menge an Traubenzucker.

Grundsätzlich gilt: Je niedriger der GI eines Nahrungsmittels, desto langsamer und weniger stark steigt der Blutzuckerspiegel an.

GI-Kategorie	Wert
Niedriger GI	≤55
Mittlerer GI	56–69
Hoher GI	≥70

Lebensmittel mit hohem GI (z. B. Süßigkeiten oder Weißmehlprodukte, siehe Tabelle ab S. 37) sollten bei PCOS eher gemieden werden, weil sie einen schnellen Blutzuckeranstieg bewirken und folglich der Insulinspiegel stark ansteigt. Insulin bewirkt daraufhin einerseits die Zuckeraufnahme in Körperzellen, die Triglyzeridsynthese und die Fettablagerung, andererseits steigert es die Androgenproduktion.

Allerdings ist der GI im alltäglichen Gebrauch oft nicht aussagekräftig, da nicht der Blutzuckeranstieg nach Einnahme von 50 g des Lebensmittels damit ausgedrückt wird, sondern nach 50 g Kohlenhydraten in diesem Lebensmittel. Der Kohlenhydratanteil des jeweiligen verzehrten Lebensmittels wird dabei nicht berücksichtigt.

Zudem ist es schwierig, vom GI eines Lebensmittels alleine auf die Blutzuckerauswirkung der gesamten Mahlzeit zu schließen. Fette, Eiweiße und Ballaststoffe verzögern nämlich die Verdauung und die Aufnahme von Kohlenhydraten im Darm und vermindern somit den GI der Mahlzeit. Daher sollten im Rahmen der PCOS-Ernährungsumstellung kohlenhydratreiche Mahlzeiten am besten mit diesen Lebensmittelklassen kombiniert werden.

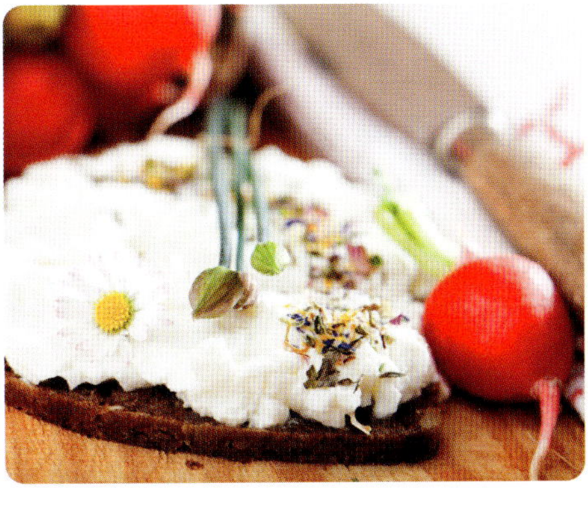

Der GI hängt aber auch davon ab, wie das Lebensmittel verarbeitet wurde (z. B. frittiert vs. gekocht), bei der Zubereitung der Mahlzeiten sollte deshalb auch darauf geachtet werden.

Allerdings erklärt der GI von Nahrungsmitteln die Blutzuckererhöhung nur zu 36 %. Denn auch die Menge an zugeführten Kohlenhydraten ist entscheidend für den Blutzuckeranstieg und beeinflusst diesen, unabhängig vom GI, mit 57 % in höherem Ausmaß. Hier gilt also, wie Paracelsus schon sagte: „Die Dosis macht das Gift".

Zur Beurteilung des Kohlenhydrateffekts eines Lebensmittels scheint daher die sogenannte **glykämische Last (GL)** von größerer Bedeutung zu sein. Diese berücksichtigt nämlich darüber hinaus die zugeführte Menge an Kohlenhydraten und errechnet sich als Produkt aus GI und Kohlenhydratgehalt des Lebensmittels (Kohlenhydratdichte) pro Portion. Eine Einheit an GL entspricht somit derselben Blutzuckererhöhung wie nach Zufuhr von 1 g Kohlenhydraten aus Weißbrot oder Glukose. Etwa 90 % des Blutzuckeranstiegs lassen sich somit durch die GL erklären. Die restlichen 10 % sind auf Eiweiß- und Fettwirkung zurückzuführen.

Glykämische Last (GL) =
(GI × Kohlenhydratdichte (g) pro Portion)/100

GL-Kategorie	Wert
Niedrige GL	≤ 10
Mittlere GL	11–19
Hohe GL	≥ 20

Beispiel

Der GI von Wassermelone und Weißbrot ist ungefähr gleich (ca. 70), allerdings ist die Kohlenhydratdichte von Wassermelone (5 g pro 100 g Wassermelone) deutlich geringer als die von Weißbrot (49 g pro 100 g Weißbrot). Somit entspricht die GL von 1000 g Wassermelone der von 100 g Weißbrot, in anderen Worten: 1 kg Wassermelone muss verzehrt werden, um denselben Blutzuckeranstieg zu erzielen wie nach 100 g Weißbrot.

Achtung! Ausschlaggebend für die Glykämische Last ist die verzehrte Menge des Nahrungsmittels. Wie in der unten angeführten Tabelle ersichtlich, entspricht z.B. 1 Scheibe Toast einer GL von 8, was sich noch im „grünen Bereich" befindet. 2 Scheiben Toast erhöhen jedoch die GL auf 16 und bringen sie somit in den „gelben Bereich".

Wichtig: Der Kohlenhydratgehalt von gekochten Karotten ist höher als der von rohen Karotten, dies sollte v.a. beim Verzehr größerer Mengen beachtet werden!

Ziel beim PCOS ist es also, Nahrungsmittel mit niedriger und mittlerer GL zu bevorzugen und jene mit hoher GL möglichst zu vermeiden. In der unten angeführten Tabelle finden Sie eine Liste mit GI und GL der häufigsten Nahrungsmittel, die Ihnen die Entscheidung im Alltag etwas erleichtern soll.

Glykämischer Index (GI) und Glykämische Last (GL) verschiedener Nahrungsmittel

Nahrungsmittel	Glykämischer Index (Glukose = 100)	Glykämische Last	Portionsgröße (g)
Getreideprodukte			
Weißbrot/Weizenbrot	75 ± 2	22	60
Französisches Baguette	57 ± 9	20	60
Weißbrot-Toast (1 Scheibe)	60	8	30
Weizenvollkornbrot	74 ± 2	18	60
Roggenvollkornbrot	57	12	60
Dinkelbrot	65	20	60
Buchweizenbrot	67 ± 2	26	60
Knäckebrot	71 ± 7	12	25
Reiswaffel	82 ± 11	17	25
Weißer Reis, gekocht	73 ± 4	30	150
Basmati-Reis, weiß, gekocht	57 ± 4	22	150
Brauner Reis, gekocht	68 ± 4	21	150
Spaghetti, weiß	49 ± 2	24	180
Spaghetti, Vollkorn	48 ± 5	17	180
Reisnudeln	53 ± 7	23	180
Couscous	65 ± 4	9	150

Nahrungsmittel	Glykämischer Index (Glukose = 100)	Glykämische Last	Portionsgröße (g)
Gemüse			
Kartoffeln, gekocht	78 ± 4	19	150
Ofenkartoffeln	86 ± 6	22	150
Kartoffelpüree	76	15	150
Pommes frites	63 ± 5	21	150
Süßkartoffeln, gekocht	63 ± 6	11	150
Quinoa	53 ± 5	13	150
Kürbis, gekocht	64 ± 7	11	150
Zuckermais, gekocht	52 ± 5	17	150
Kidney-Bohnen	24 ± 4	6	150
Linsen, grün	32 ± 5	5	150
Kichererbsen	28 ± 9	10	150
Hummus	22 ± 5	1	30
Erbsen, gekocht	51 ± 6	8	150
Soja-Bohnen	16 ± 1	1	150
Karotten	39 ± 4	4	150
Frühstücksflocken und Nüsse			
Müsli	57 ± 2	11	30
Cornflakes	81 ± 6	20	30
Granola	63 ± 4	14	30
Haferflocken	45 ± 1	11	30
Haferbrei	55 ± 2	13	250
Cashewnüsse	25 ± 1	3	50
Obst			
Apfel	36 ± 2	6	120
Orange	43 ± 3	4	120
Banane	51 ± 3	16	120
Ananas	59 ± 8	6	120
Mango	51 ± 5	8	120
Wassermelone	76 ± 4	4	120

Nahrungsmittel	Glykämischer Index (Glukose = 100)	Glykämische Last	Portionsgröße (g)
Zuckermelone	65 ± 9	4	120
Weintraube	59	11	120
Marille/Aprikose	34 ± 3	3	120
Nektarine	43 ± 6	4	120
Kiwi	58 ± 7	5	80
Erdbeere	40 ± 7	1	120
Trockenobst			
Marillen/Aprikosen, getrocknet	31	7	60
Datteln, getrocknet	42 ± 4	18	60
Rosinen	64 ± 11	28	60
Milch und Milchprodukte			
Vollmilch	39 ± 3	4	250 ml
Magermilch	37 ± 4	4	250 ml
Sojamilch	34 ± 4	5	250 ml
Naturjoghurt	19 ± 6	3	200
Fruchtjoghurt	41 ± 2	9	200
Fertiggerichte			
Pizza, vegetarisch	49 ± 6	36	300
Hamburger	66 ± 8	17	95
Chicken Nuggets mit Sauce	55 ± 6	12	100
Konfitüre, Marille/Aprikose	51 ± 3	8	30
Lachs-Sushi	48 ± 8	17	100
Lasagne	34 ± 8	10	300
Süßigkeiten			
Schokolade	40 ± 3	12	50
Nutella	30 ± 4	4	20
Popcorn	65 ± 5	35	100
Kartoffelchips	56 ± 3	24	100
Milchbrötchen	63 ± 10	20	60
Heidelbeer-Muffin	50 ± 3	15	60

Nahrungsmittel	Glykämischer Index (Glukose = 100)	Glykämische Last	Portionsgröße (g)
Brezeln	83 ± 9	16	30
Speiseeis	51 ± 3	6	50
Hafer-Frühstückskeks	45 ± 7	7	25
Digestives	39 ± 5	6	25
M&Ms	33 ± 3	6	30
Skittles	70 ± 5	19	30
Lakritze	78 ± 11	16	30
Mars-Riegel	68 ± 12	23	50
Snickers-Riegel	51	15	50
Früchte-Müsliriegel	61 ± 7	13	30
Getränke			
Karottensaft	43 ± 3	10	250 ml
Apfelsaft	41 ± 2	12	250 ml
Orangensaft	50 ± 2	12	250 ml
Smoothie (aus Milch und Früchten)	35 ± 3	11	250 ml
Bier	66 ± 7	5	250 ml
Coca Cola	63	16	250 ml
Fanta	68 ± 6	23	250 ml
Lemonade Schweppes	54 ± 5	15	250 ml

Adaptiert nach Atkinson et al. (2008)

Folgende Diäten basieren auf GI und GL von Lebensmitteln:

- GLYX-Diät (Montignac-Methode)
- Metabolic Balance
- LOGI-Methode (Low Glycemic and Insulinemic Diet)

Bei diesen Ernährungsformen werden Lebensmittel konsumiert, die einen niedrigen Blutzucker- und Insulinanstieg bewirken. Dabei handelt es sich besonders um Lebensmittel mit hohem Wasser- und Ballaststoffanteil und somit niedriger Energiedichte, die jedoch trotzdem ein hohes Sättigungsgefühl auslösen, da der Magen nur das Volumen der Nahrungsmittel und nicht deren Energiegehalt registriert. Das bewirkt im Endeffekt eine niedrigere Kalorienzufuhr mit ggf. Gewichtsabnahme. Diese Ernährungsform entspricht einer kohlenhydratreduzierten, mediterranen Ernährung (viel Gemüse, Obst, Olivenöl, Fisch etc). Näheres dazu lesen Sie unten.

Tipps für Ernährung mit niedriger GL

- Kohlenhydratmenge durch reduzierten Verzehr von zucker- und stärkereichen Nahrungsmitteln vermindern
- Auf Kohlenhydratqualität achten (niedriger GI, niedrige GL). Raffinierte Kohlenhydrate sowie Lebensmittel mit hohem Glykämischen Index (GI), wie z.B. Weißbrot, sollten tabu sein
- Fast Food meiden
- Getrocknetes Obst meiden
- Eiweißzufuhr erhöhen: Fisch, Linsen, Kichererbsen
- „Gute“ Fette bevorzugen: Nahrungsmittel mit einem hohen Gehalt an einfach und mehrfach ungesättigten Fettsäuren (z.B. Omega-3-Fettsäuren in Lachs, Avocado, Nüssen)
- Fertigprodukte und Dosennahrung vermeiden
- Täglich Gemüse, Salat und Obst einplanen, auch als Snack zwischendurch
- Fisch und fettarmes Fleisch bevorzugen: Geflügel, Pute
- Wasser- und ballaststoffreiche Lebensmittel bevorzugen, da sie trotz niedriger Energiedichte für Sättigungsgefühl sorgen
- Viel Wasser trinken (1,5–2 l/Tag), keine gesüßten Getränke
- Alkohol meiden (Zucker!)
- Zucker in Kaffee/Tee meiden
- Am Abend weniger essen (Dinner Cancelling)
- Regelmäßig Obsttag/Gemüsetag einlegen
- Regelmäßig Sport betreiben (2–3 Stunden/Woche)
- Nikotinentzug

- Entspannungstechniken wie Autogenes Training, Yoga etc. praktizieren, um Stress abzubauen
- Regulierung der Verdauung (z. B. Probiotika wie Omnibiotic®)

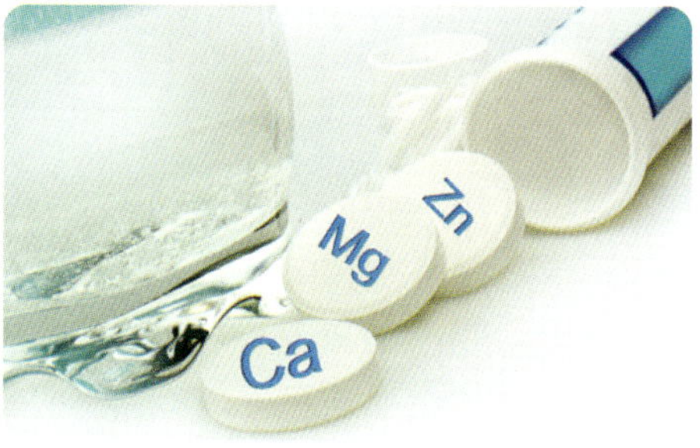

Inhaltsstoffe, die sich günstig auf den Blutzuckerspiegel auswirken

Magnesium: Magnesium hat viele Aufgaben im menschlichen Körper, es wirkt krampflösend und schützt durch seinen modulierenden Einfluss auf die Insulinausschüttung vor den Auswirkungen eines erhöhten Blutzuckerspiegels (z. B. auf die Herzkranzgefäße).

Zink: Der menschliche Körper benötigt Zink für eine gesunde Insulinproduktion. Es wirkt aber auch bei vermehrter Behaarung, indem es die 5-Alphareduktase hemmt, ein Enzym, das die Umwandlung von Testosteron in das starke Dihydrotestosteron (DHT) fördert. DHT führt zur übermäßigen Körperbehaarung (Hirsutismus) und im Weiteren auch zum Haarausfall (Alopezie) und zur Glatzenbildung. Da viele Patientinnen mit PCOS über diese Symptome klagen, ist eine zusätzliche Zinkeinnahme (10–20 mg) bei dieser PCOS-Symptomatik zu empfehlen.

Zimt: Das in Zimt enthaltene MHCP (Methylhydroxy-Chalcone-Polymer) hat eine insulinähnliche Wirkung und kann so den Blutzuckerspiegel senken. Außerdem hat Zimt positive Auswirkungen auf die Blutfettwerte. Hormonell scheint es die Produktion von Progesteron zu fördern und ist somit besonders bei PCOS zu empfehlen.

Inulin: Inulin kommt in vielen Pflanzen vor, wie Topinambur, aber auch Artischocke und Löwenzahn, und ist aufgrund der geringen Aufnahme über den Darm ein guter Stärkeersatz (z. B. statt Kartoffeln) und appetitsenkend. Darüber hinaus ist Inulin ein Probiotikum, da es als Nahrung u. a. für Bifidusbakterien im Darm dient.

Vitamin B6: Es schützt gegen die Auswirkungen eines hohen Blutzuckerspiegels im Körper (z. B. Nervenschäden) und ist auch für die Insulinbildung wichtig.

Vitamin D: Ein ausreichender Vitamin-D-Spiegel (mehr als 30 ng/ml) stabilisiert den Blutzucker nicht nur durch Anregung der Insulinproduktion, sondern auch durch Erhöhung der Insulinempfindlichkeit der Zellen. Fällt der Spiegel unter 10 ng/ml, sollte in jedem Fall eine Therapie erfolgen. Außerdem schützt Vitamin D den Knochen vor Osteoporose (Verlust an Knochenmasse).

Vitamin C: Vitamin C ist ein wichtiges Anti-Stress-Vitamin – bei einem Mangel ist die Cortisolausschüttung aus der Nebenniere erhöht. Die Aufnahme von Vitamin C in die Zelle wird durch Insulin gefördert. Bei Diabetiker*innen zeigt sich oft ein chronischer Vitamin-C-Mangel.

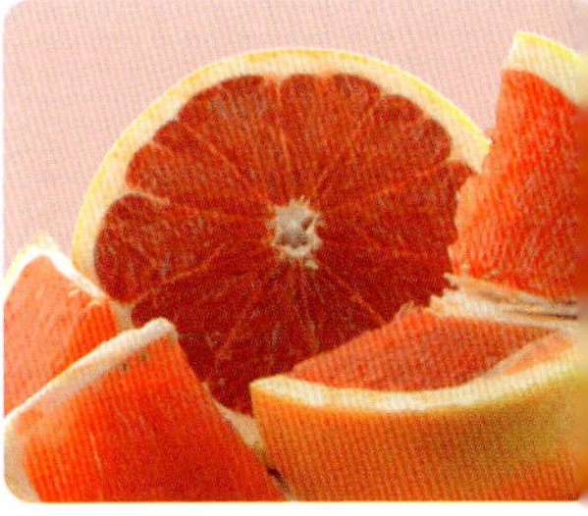

Chrom: Chrom erhöht die Empfindlichkeit der Zellrezeptoren für Insulin. Daher ist Chrom besonders beim PCOS ein wichtiges Element, senkt den Blutzuckerspiegel und damit die Produktion der männlichen Hormone.

Alpha-Liponsäure (Thioctsäure): Alpha-Liponsäure ist eine schwefelhaltige Fettsäure und ein wichtiger Oxidationsschutz (gegen freie Radikale), außerdem kann sie den Blutzucker durch Verstärkung der Insulinwirkung senken. Vorsicht, wenn Sie bereits Diabetiker*in sind und Insulin zuführen! Die Einnahme von Alpha-Liponsäure muss ärztlich abgeklärt werden, um eine Unterzuckerung zu vermeiden. Bei Nichtdiabetiker*innen gilt hier keine Einschränkung.

Inositol: Inositol, früher als Vitamin B8 bezeichnet, fördert die Signalübertragung zwischen den Zellen und kommt darüber hinaus beim Aufbau der Zellmembran zum Einsatz (siehe S. 21).

Omega-Fettsäuren: Mehrfach ungesättigte Fettsäuren sind essenzielle Fettsäuren, da unser Körper sie nicht selbst herstellen kann und sie daher über die Nahrung aufgenommen werden müssen. Sie sind wichtige Energieträger und gelten als Ausgangssubstanzen für Strukturlipide der Zellmembranen und Botenstoffe. Man unterscheidet Omega-3-Fettsäuren von Omega-6-Fettsäuren, wobei hier das gesundheitsfördernde Verhältnis von Omega-6- zu Omega-3-Fettsäuren maximal 5:1 betragen sollte. Werden vermehrt Omega-6-Fettsäuren zugeführt, wie in der westlichen Ernährung allgemein üblich, kann sich das negativ auf die Gesundheit auswirken. Omega-6-Fettsäuren erhöhen nämlich die Produktion entzündungs- und gerinnungsfördernder Substanzen, wohingegen Omega-3-Fettsäuren entzündungshemmend sind, Gefäßverkalkung und Blutgerinnseln vorbeugen und somit u. a. Herz-Kreislauf-Erkrankungen und Diabetes mellitus entgegenwirken können. Gute Lieferanten von Omega-3-Fettsäuren sind **Leinsamen** (besonders günstiges Omega-6- zu Omega-3-Verhältnis von 1:4), gefolgt von **Chiasamen** (mit einem Verhältnis von 1:3) sowie **Walnüssen**.

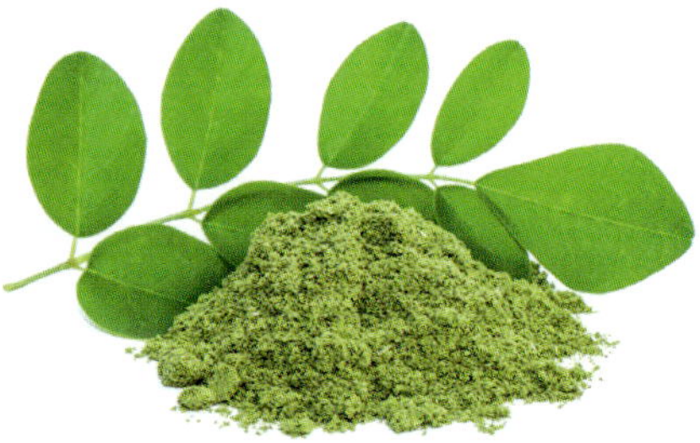

Superfoods

Moringa: Die Blätter des Wunderbaumes enthalten u. a. Omega-Fettsäuren, Selen, Vitamin B, C, E sowie Zeatin (ein pflanzliches Wachstumshormon) und sind daher bei PCOS zu empfehlen.

Roter Ginseng (Glut 4): Neueste Forschungen haben ergeben, dass Ginseng direkt die Betazellen der Bauchspeicheldrüse stimuliert und daher die Insulinausschüttung fördert. Ginseng hat aber auch bei Insulinresistenz eine positive Wirkung. Zudem verbessert er die Stressverarbeitung.

Bockshornklee: Bockshornklee kann bei bestehender Insulinresistenz die Insulinempfindlichkeit der Zellen erhöhen und damit den Blutzuckerspiegel senken.

Topinambur: Er ist durch seinen hohen Gehalt an Inulin ein geeigneter Stärkeersatz.

Quinoa: Das Pseudogetreide Quinoa ist glutenfrei, eiweiß- und eisenreich und enthält alle acht essenziellen Aminosäuren (gut geeignet bei veganer Ernährung).

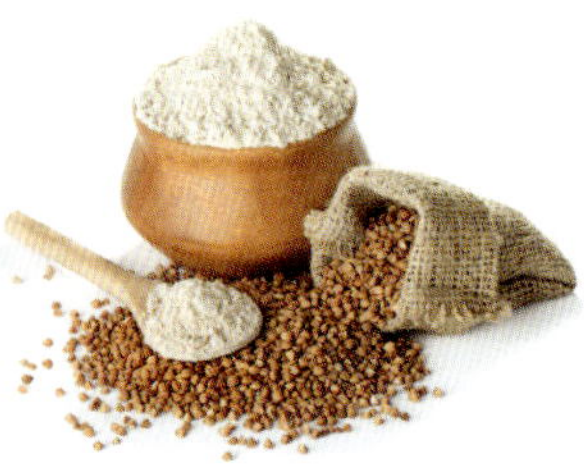

Buchweizen: Das Pseudogetreide Buchweizen ist eine glutenfreie Getreidealternative. Es ist eine gute Eiweißquelle und liefert alle acht essenziellen Aminosäuren. Außerdem enthält Buchweizen Chiro-Inositol, das den Blutzuckerspiegel reguliert und daher bei Diabetiker*innen blutzuckersenkend wirkt. Darüber hinaus senkt das enthaltene Rutin den Blutdruck und kann Krampfadern vorbeugen. Buchweizen ist auch reich an Ballaststoffen und Lecithin und reguliert so den Cholesterinspiegel. Lecithin ist ebenfalls wichtig für eine normale Leberfunktion und möglicherweise geeignet, um Angst oder Depression zu lindern.

Hinweis: Gekeimter Buchweizen ist stärkeärmer.

Chiasamen: Sie zählen zu den Pseudogetreiden und sind reich an Eiweiß, Ballaststoffen und Antioxidanzien (mehr als Heidelbeeren) und kalziumreicher als Milch. Sie weisen einen sehr hohen Gehalt an Omega-3-Fettsäuren auf (mehr als Lachs), mit einem sehr günstigen Omega-6- zu Omega-3-Verhältnis von 1:3.

Leinsamen: Leinsamen sind eine lokale Alternative zu Chiasamen. Sie sind sehr ballaststoffreich und weisen die höchste Konzentration an Omega-3-Fettsäuren auf, mit einem besonders günstigen Omega-6- zu Omega-3-Verhältnis von 1:4. Um eine optimale Nährstoffaufnahme zu gewährleisten, sollten geschrotete Leinsamen verwendet werden.

Haferflocken: Haferflocken zählen zu den eiweißreichsten pflanzlichen Nahrungsmitteln und eignen sich daher gut für den Muskelaufbau. Sie sind sehr ballaststoffreich und enthalten reichlich langkettige Kohlenhydrate, die den Blutzuckerspiegel nur langsam ansteigen lassen und lange sättigen. Zudem enthalten sie viel Eisen (mehr als Fleisch), Zink und Biotin, die Immunsystem, Haut, Haare und Nägel stärken, Magnesium, das die Muskelregeneration fördert, und Vitamin B1, welches das Nervensystem sowie den Gewebe- und Zellaufbau unterstützt. Schließlich bindet das in Haferflocken enthaltene Glucan Cholesterin im Darm und verhindert dessen Aufnahme, wodurch der Cholesterinspiegel gesenkt werden kann.

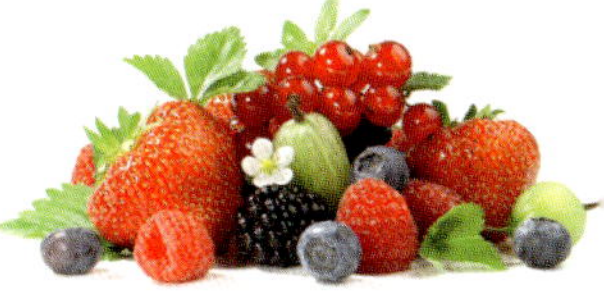

Beeren: Ob Goji-, Acai- oder Heidelbeeren – sie alle enthalten viele antioxidative Substanzen und schützen so die Blutgefäße.

Soja/Tofu: Soja enthält sogenannte Isoflavone: Diese sind östrogenähnlich und können den Androgenspiegel senken.

Grapefruit: Grapefruit hat eine blutzuckersenkende Wirkung und steigert die Fettverbrennung. Dadurch unterstützt sie beim Abnehmen und bei der Diabetes-Vorbeugung.

Verschiedene niederglykämische Ernährungsformen im Überblick

Low Carb

Die Low-Carb-Diät hat viele Namen: Montignac-Diät, GLYX-Diät, LOGI-Methode oder Metabolic Balance. Vorzeigemodell dieser Diät war Modezar Karl Lagerfeld.

Low Carb bedeutet (Richtwerte)	
Kohlenhydrate (Carbs)	20–25 %
Eiweiß	30–45 %
Fett	30–45 %

Warum Low Carb?

Kohlenhydrate sorgen in erster Linie für die schnelle Energiezufuhr im Körper. Wenn wir uns müde oder kraftlos fühlen, helfen uns schnelle, kurzkettige Kohlenhydrate über einen kurzen Zeitraum, wieder Energie zu tanken. Jedoch folgt kurz darauf ein Rückfall. Das hängt mit der Ausschüttung von Insulin aus der Bauchspeicheldrüse zusammen, die der Körper anregt, wenn Zucker zugeführt wird.

Wenn allerdings eine geringe und über den Tag verteilte Kohlenhydratzufuhr stattfindet, idealerweise mit langkettigen Kohlenhydraten, kann der Körper den Energiehaushalt konstanter aufrechterhalten.

Ein weiteres Argument für die Kohlenhydratreduktion ist die Einlagerung überschüssiger Kohlenhydratkalorien in Form von Körperfett. Verteilen wir unsere täglichen Kalorien mehr auf Eiweiße und Fette, reguliert sich das Körpergewicht, das Abnehmen wird unterstützt.

Low Carb kann als **dauerhafte Ernährungsweise** angewandt werden oder in Form einer vorübergehenden Diät. Im Fall von PCOS empfiehlt es sich, diese Ernährungsform dauerhaft aufrechtzuerhalten, da sich gezeigt hat, dass durch die Zufuhr von Zucker die Produktion männlicher Hormone in den Eierstöcken angekurbelt wird.

Senken wir also den Zuckerkonsum, unterdrücken wir damit die Androgenproduktion, und die Symptome werden gelindert oder sogar geheilt.

Ketogene Diät

Da der Mensch immer wieder neuen Versuchungen ausgesetzt ist und es auf Dauer schwierig ist, sich an die Regeln einer veränderten Ernährungsform zu halten, gibt es auch andere Möglichkeiten sich zu helfen. Wie schon erwähnt, ist Ernährung etwas sehr Individuelles. Damit verbunden ist das eigene Durchhaltevermögen und die Disziplin.

Für alle, die eher eine kurze Dauer anstreben und damit ebenfalls gute Erfolge erzielen wollen, wird hier eine andere Variante vorgestellt.

Ketogene Diät bedeutet

5 % Kohlehydrate
35 % Eiweiß
60 % Fett (gesunde Fette)

Ein auf den ersten Blick sehr radikales Modell, das jedoch auf einer sogenannten „Short-Cut-Diät" beruht. Das bedeutet, dass nach einer disziplinierten Diät von zwei Wochen eine Pause folgt.

Schritt 1: Stellen Sie sich vor Beginn dieser Diät auf die kommenden zwei Wochen ein. Sie sind eine Belastung für Körper und Psyche. Machen Sie sich aber bewusst, dass nach dieser Frist eine Belohnung auf Sie wartet.

Schritt 2: Entfernen Sie alle Lebensmittel, die nicht zu dieser Ernährungsform passen, aus Ihrem direkten Umfeld. Der Rezeptteil bietet Ihnen Vorschläge mit den empfohlenen Lebensmitteln für diese Diät. Verbannen Sie Ihre Waage in den Schrank. Messen Sie Brust-, Bauch-, Taillen- und Gesäßumfang mit einem Maßband.

Tipp: Kaufen Sie die Lebensmittel für den Zeitraum der Diät im Voraus ein.

Schritt 3: Beginn der Diät. In den ersten 1–3 Tagen leert der Körper die Glykogenspeicher (gespeicherter Zucker in Leber und Muskulatur). Aufgrund des plötzlichen Kohlenhydratmangels wird zunehmend Fettgewebe abgebaut, um die Energieversorgung des Organismus aufrechtzuerhalten, und es entstehen sogenannte Ketonkörper. Dieser Prozess kann sich stark auf die Psyche auswirken. Sie sind reizbar, haben ein verstärktes Hungergefühl und das Verlangen nach Süßigkeiten ist erhöht. Hier gilt es durchzuhalten.

Schritt 4: Die Umstellung auf Ketonkörper zur Energiebereitstellung ist erfolgt. Ab diesem Zeitpunkt wird es spürbar leichter für Sie werden, sich an die Regeln der Diät zu halten. Ihr Schlaf verbessert sich, Sie sind leistungsfähig und fühlen sich ausgeglichen. Halten Sie bis zum Ende durch!

Schritt 5: Der letzte Tag der Diät ist erreicht, und Sie haben die zwei Wochen durchgehalten. Die Belohnung: Sie können nicht nur deutliche Ergebnisse im Spiegel wahrnehmen, sondern dürfen sich auch wieder etwas gönnen. Es geht nun darum, den Körper wieder auf die Energiebereitstellung durch Glykogen umzustellen. Das bedeutet, dass Sie nun für zwei Tage 400–500 g Kohlenhydrate zuführen müssen. So werden die Speicher binnen kürzester Zeit wieder aufgefüllt und der Körper wird nicht dazu neigen, Reserven anzulegen. So umgehen Sie den Jojo-Effekt.

Schritt 6: Vermessen Sie nun erneut Brust, Bauch, Taille und Po. Sie werden deutliche Erfolge sehen können. Die Waage sollte allerdings aus einem einfachen Grund verschwinden: Es kann sein, dass Sie kaum Kilogramm verlieren, jedoch die Körperumfänge zurückgehen, was ja das eigentliche Ziel ist. Gerade wenn Sie zusätzlich zu Ihrer Diät auch Sport betreiben, werden die Kilos nicht signifikant fallen, da eine Muskelzelle bis zum Vierfachen einer Fettzelle wiegt.

Gegenanzeigen und Risiken der Ketogenen Diät

- Sollten Sie an einer Herz-, Leber- oder Nierenerkrankung leiden, klären Sie bitte vorab mit Ihrem behandelnden Arzt oder Ihrer behandelnden Ärztin, ob diese Ernährungsform für Sie geeignet ist.
- Sollten Sie an Ihrem Körper plötzlich auftretende rote Punkte oder Flecken bemerken (Keto Rash), brechen Sie die Diät sofort ab. Nach Beenden verschwinden die Veränderungen binnen 1–2 Tagen.
- Sollten Sie verstärkten oder andauernden Reflux (Sodbrennen) bekommen, beenden Sie die Diät umgehend!

Intervallfasten zur langfristigen Gewichtsregulation

Der menschliche Körper ist von der Evolution her auf Fasten trainiert. Fasten ist jedoch mehr als nur Gewichtsabnahme: Während des Fastens regeneriert sich der Körper und reinigt sich, indem er überschüssiges Zellmaterial in Energie verwandelt. Eine einfache, aber wirkungsvolle Art des Detox!

Die Urform des Intervallfastens ist das „Dinner Cancelling“ – das bedeutet möglichst kein bzw. ein sehr frühes Abendessen (vor 18 Uhr).

Eine Studie der Frauenklinik der Medizinischen Universität Wien zeigte Folgendes auf: Bei einer späten kohlenhydrathaltigen Abendmahlzeit (nach 19.45 Uhr) kommt es zu keinem oder nur einem leichten nächtlichen Anstieg des Wachstumshormons STH (Somatotropin), während eine frühe Mahlzeit einen deutlichen Anstieg (um 23 Uhr) zeigt. Diese nächtliche Wachstumshormonproduktion baut Fett ab und Muskeln auf, daher wird diese Ernährungsform auch als „Schlank-im-Schlaf“-Diät bezeichnet.

Bildung von STH (Somatotropin)

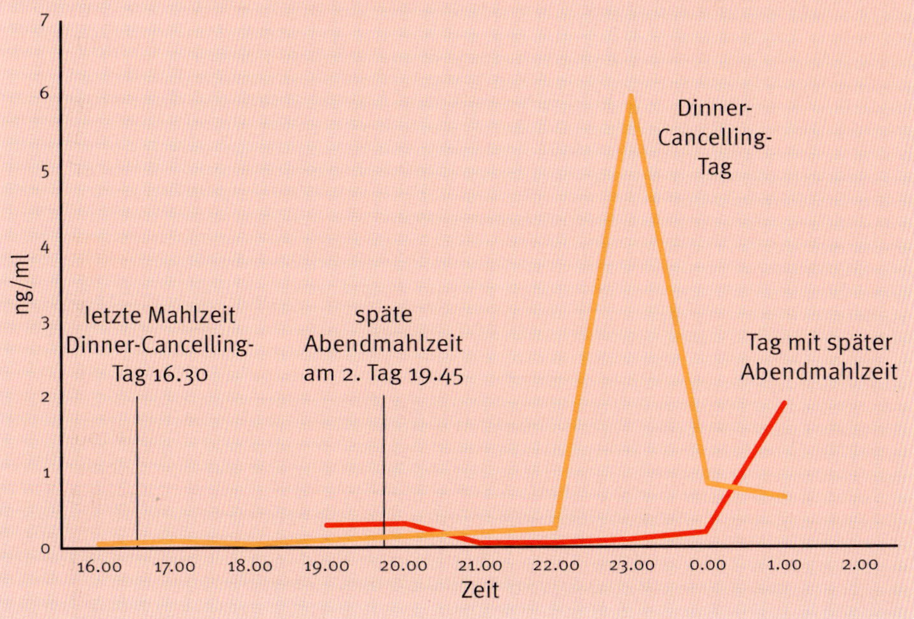

Die Steigerung des Dinner Cancellings im Sinne des Intervallfastens besteht darin, dass nur zu bestimmten Tageszeiten gegessen wird. Ein Beispiel ist die 16 : 8-Regel – 16 Stunden fasten, über acht Stunden essen. Dies endet in der vom Kabarettisten Bernhard Ludwig entwickelten Diät: Abwechselnd einen Tag essen – einen Tag fasten.

In welcher Form das Intervallfasten auch praktiziert wird, die Erfolge geben dieser Diät recht.

Mittelmeerdiät

Viel Fisch, Obst und Gemüse, ungesättigte Fette (vor allem Olivenöl) sowie Ziegen- und Schafmilchprodukte wirken sich positiv auf den Cholesterinspiegel aus. Die mediterrane Ernährung ist also prinzipiell zu empfehlen und ist im Gegensatz zu anderen Diäten eine echte Ernährungsform.

AGE-reduzierte Diät

Aus Studien geht hervor, dass Diäten mit niedrigem AGE-Gehalt (Advanced Glycation End Products) den oxidativen Stress verringern und eine ausgleichende Wirkung auf Stoffwechsel und Hormonhaushalt haben. Diese Ernährungsweise ist daher beim PCOS zu empfehlen.

AGE-arm:

- Früchte und Gemüse
- Milchprodukte und Käse mit reduziertem Fettanteil

AGE-reich:

- sehr fett- oder proteinreiche Lebensmittel (z. B. rotes Fleisch)
- Zubereitung bei hohen Temperaturen (z. B. Frittieren)
- Fast-Food, Chips, Cracker, Cookies etc. enthalten hohe Mengen an AGE.

Eiweißdiät

Die Eiweißdiät (Atkins-Diät) ist im Wesentlichen eine Low-Carb-Methode, bei der ein gewisser Anteil an Kohlenhydraten durch Eiweiß (anstatt durch Fett wie bei der ketogenen Diät) ersetzt wird. Da es bei dieser Diätform zu starken Jojo-Effekten kommt, ist diese Ernährungsform schwieriger durchzuführen als z. B. das Intervallfasten.

Food Tracking und andere Ernährungshelfer

Die Nutzung eines elektronischen Ernährungstagebuchs (Food Tracker) hilft Ihnen zu erkennen, wie sich Ihre Ernährung über den Tag verteilt gestaltet. Dadurch erlangen Sie ein viel höheres Bewusstsein für Lebensmittel. Anfangs kann diese Umstellung noch schwierig für Sie sein. Nach etwa zwei Wochen werden Sie jedoch bemerken, dass diese Tagebücher Teil Ihrer Tagesroutine geworden sind und womöglich sogar anfangen werden, Ihnen Spaß zu machen.

Auch wenn Sie sich zu Beginn ungewohnt stark mit dem Essen beschäftigen – nach kurzer Zeit der Eingewöhnung ist das Bewusstsein so geschärft, dass Sie das Tagebuch nicht mehr häufig benötigen werden und sich das Verhalten nachhaltig ändert.

Das klassische Ernährungstagebuch

Hier führen Sie eine Tabelle, in der Sie sämtliche Lebensmittel, die Sie über den Tag verteilt essen, auflisten – und zwar genau mit Uhrzeit, Menge und den jeweiligen Kalorien. Dafür gibt es im Internet einige gute Helfer in Listen- und Tabellenform (siehe weiterführende Links am Ende des Buches).

Beispiel eines klassischen Ernährungstagebuchs

Datum: 7.4.2016		**Tag:** Donnerstag		**Name:** Sarah			
Zeit	**Nahrungsmittel/Getränk**						
8:00	2 Scheiben Vollkornbrot	100 g					
8:00	Kräuter-Frischkäse (15 %)	75 g					
8:00	2 Tassen Kaffee schwarz	300 ml					
11:00	1 Tüte Gummibärchen	200 g					
15:00	1 Doppelburger	220 g					
15:00	1 Glas Eistee	400 ml					
20:00	1 Port. Lasagne Bolognese	500 g					
20:00	2 Gläser Rotwein	200 ml					

Vorteile	Nachteile
Übersicht auf einen Blick	Immer mitzuführen
Vorplanen gut möglich	Schwer übertragbar (etwa auf elektronische Medien)
Transportabel	Großer Aufwand an Listen

Food Tracking

Es gibt viele verschiedene Apps für Ihr Smartphone von diversen Anbietern, wie z. B. MyFitnessPal, Yazio, MyPlate, Fooducate und viele mehr (siehe weiterführende Links am Ende des Buches).

Sie alle sind, vereinfacht gesagt, ein Essenstagebuch für die Hosentasche oder Handtasche, mit dem angenehmen Unterschied zum klassischen Tagebuch, dass Sie keinerlei zusätzliche Listen benötigen. Die App berechnet alles für Sie.

Beispiel für eine Food-Tracking-App

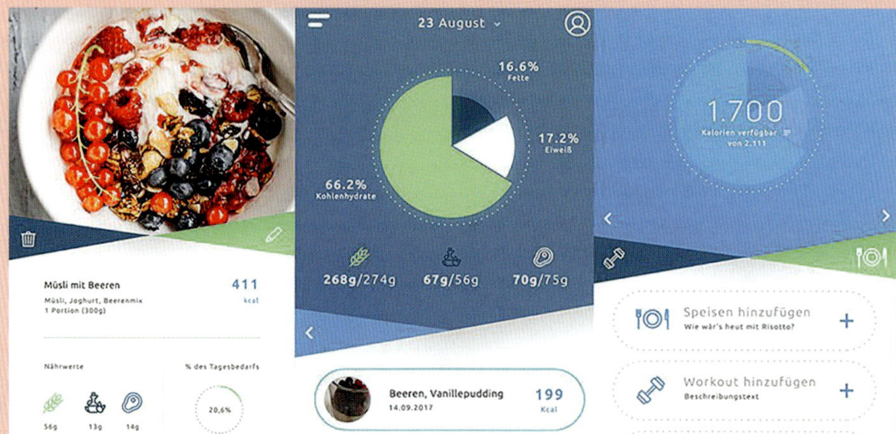

Vorteile	Nachteile
Immer mit dabei	Immer mitzuführen
Automatische Berechnung	Enthalten Werbung
Leicht teilbar	Übersicht meist nur tageweise möglich
Direkte Auswertungsmöglichkeiten	
Empfehlungen und Tipps	
Meistens mit Barcode-Scanner	

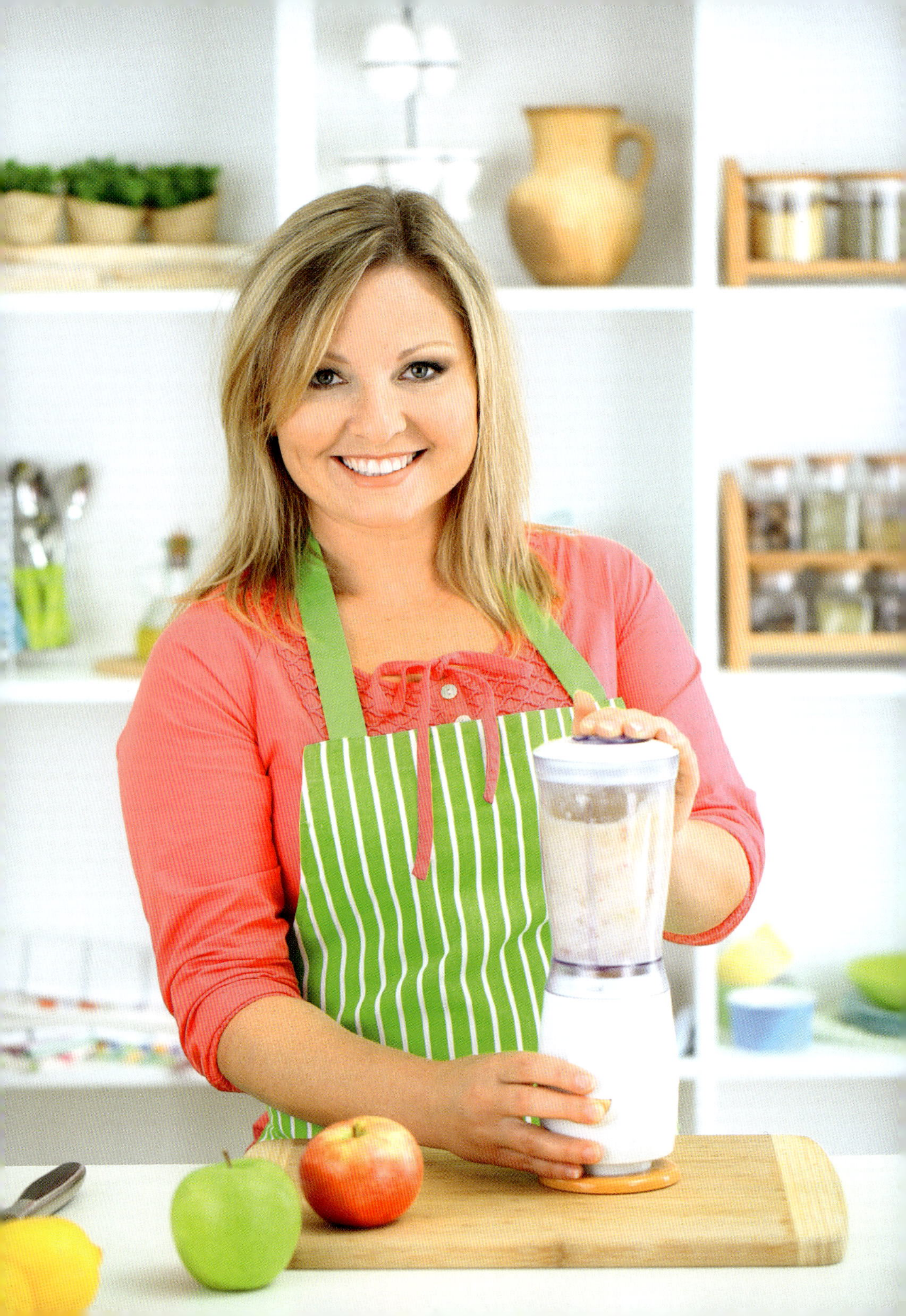

REZEPTE

In unserem Rezeptteil haben wir vor allem auf eine möglichst zuckerarme Ernährung geachtet und den klassischen Haushaltszucker, wenn überhaupt, durch Zuckersatzstoffe ersetzt. Das Gleiche gilt auch für Mehl – dieses sollte möglichst sparsam verwendet oder durch gesunde Alternativen ersetzt werden. Besonders eiweißreiche, ketogene und „Low-carb“-Gerichte wurden als solche gekennzeichnet. Gemüse sollte bei PCOS täglich gegessen werden, daher wurde auf vegetarische Speisen besonderer Wert gelegt.

- Eiweißreich
- Ketogen (Infos siehe S. 47)
- Low-Carb (Infos siehe S. 46)
- Superfood (besonders bei ketogener Diät zu empfehlen)

FRÜHSTÜCK

BIRCHER MÜSLI MIT FRÜCHTEN

Zutaten für 4 Portionen:

- 8 EL Haferflocken
- Wasser
- 2 TL Erythrit
- 4 EL Bio-Kokosmilch (vegan) oder Joghurt (vegetarisch)
- etwas Öl (z. B. Leinöl)
- Nüsse, ganz
- Früchte (Beeren) nach Belieben

Zubereitung:

Die Haferflocken nach Möglichkeit am Vorabend in Wasser einweichen. Vor dem Verzehr Haferflocken mit Erythrit und Kokosmilch oder Joghurt verrühren, dann Öl, Zimt sowie Nüsse beimischen.

Auf 4 Schüsseln verteilen, die Früchte waschen und klein schneiden und auf einem Extrateller anrichten.

Info: Hafer hat einen hohen Ballaststoffanteil, daher ist sein glykämischer Index sehr gering. Zudem wirkt es cholesterinsenkend.

HAFERBREI-PORRIDGE

Zutaten für 1 Portion:

- 50 g Haferflocken
- 1 TL Leinsamen, geschrotet
- 1 TL Chiasamen
- 1 TL Kürbiskerne, gehackt
- 1 TL Ceylon-Zimtpulver

Toppings nach Geschmack und Saison:

- 1 TL Mandeln, gehackt
- 1 TL Gojibeeren
- 50 g Avocado
- 50 g anderes Obst (z. B. Heidelbeeren, Pflaumen, Kiwi oder Apfel)

Zubereitung:
Haferflocken in einem kleinen Topf mit kaltem Wasser übergießen. Lein- und Chiasamen, Kürbiskerne sowie Zimtpulver hinzufügen und unter ständigem Rühren ca. 5–10 Min. erhitzen, bis ein Porridge entsteht. Den Haferbrei in eine Schüssel füllen und mit gehackten Mandeln, Gojibeeren, Avocado und/oder übrigem Obst garnieren.

BEERENJOGHURT

Zutaten für 4 Portionen:

- 500 g Sojajoghurt
- 150–200 g Beeren
- 2 TL Erythrit
- Minze zum Garnieren

Zubereitung:
Joghurt in eine Schüssel füllen, Beeren und Erythrit unterrühren. Jede Portion mit einem Minzeblatt garnieren.

GRAPEFRUIT MIT BANANENJOGHURT

Zutaten für 1 Portion:

- 1 rosa Grapefruit
- ½ Banane
- 2 EL Magerjoghurt
- 1 Msp Zimt

Zubereitung:
Die Grapefruit schälen und in kleine Stücke schneiden, den Saft dabei auffangen. Die Banane schälen, in kleine Stücke schneiden und unter Zugabe von Grapefruitsaft mit einer Gabel fein zerdrücken. Joghurt und Zimt unterrühren. Mit den Grapefruitstücken anrichten.

SPARGEL-OMELETT

Zutaten für 4 Portionen:

- 1 kg grüner Spargel
- 6 Eier
- 50 g Parmesan
- Salz
- Olivenöl
- Basilikum

Zubereitung:

Zuerst den Spargel waschen, die harten Enden entfernen und Spargel in kleine Stücke schneiden. In einem Topf mit Salzwasser die Spargelstücke bissfest kochen und anschließend abseihen.

In einer Rührschüssel Eier, Parmesan, Salz und Spargelstücke gut verrühren.

Olivenöl in einer Pfanne leicht erhitzen und den Eierteig hineingießen. Das Omelett von beiden Seiten gut anbraten und zum Servieren einschlagen. Mit Basilikum garnieren.

MINZ-CURRY-OMELETT

Zutaten für 2 Portionen:

- 4 Eier
- 50 g Magertopfen/Magerquark
- 1 Msp Currypulver
- Salz, Pfeffer
- Einige Blätter Minze

Zubereitung:

In einer Rührschüssel Eier, Topfen, Currypulver, Salz und Pfeffer gut verrühren.

Olivenöl in einer Pfanne leicht erhitzen und den Eierteig hineingießen. Das Omelett von beiden Seiten gut erhitzen, bis das Ei stockt. Zum Servieren einschlagen und mit Minze garnieren.

SPINAT-OMELETT

Zutaten für 4 Portionen:

- 300 g Spinat
- 1 Schuss Olivenöl
- 4 Eier
- 15 g Schlagobers/Sahne
- Salz, Pfeffer, Knoblauch
- Kräuter nach Belieben
- 30 g Frischkäse

Zubereitung:

Den Spinat in etwas Olivenöl bei mittlerer Hitze zugedeckt in der Pfanne garen. Währenddessen die Eier in der Schüssel verquirlen, Schlagobers und Gewürze zugeben.

Die Hälfte vom Spinat aus der Pfanne in eine zweite Schüssel abschöpfen. Die Eiermischung zum übrigen Spinat in die Pfanne geben und alles zusammen zugedeckt anbraten.

Währenddessen den restlichen Spinat mit dem Frischkäse vermischen. Das fertige Omelett damit bestreichen und zusammenklappen.

Serviertipp: Ohne Beilagen ist dieses Rezept ein perfektes ketogenes Frühstück.
Alternativ passen dazu frisches Brot und einige Cocktailtomaten.

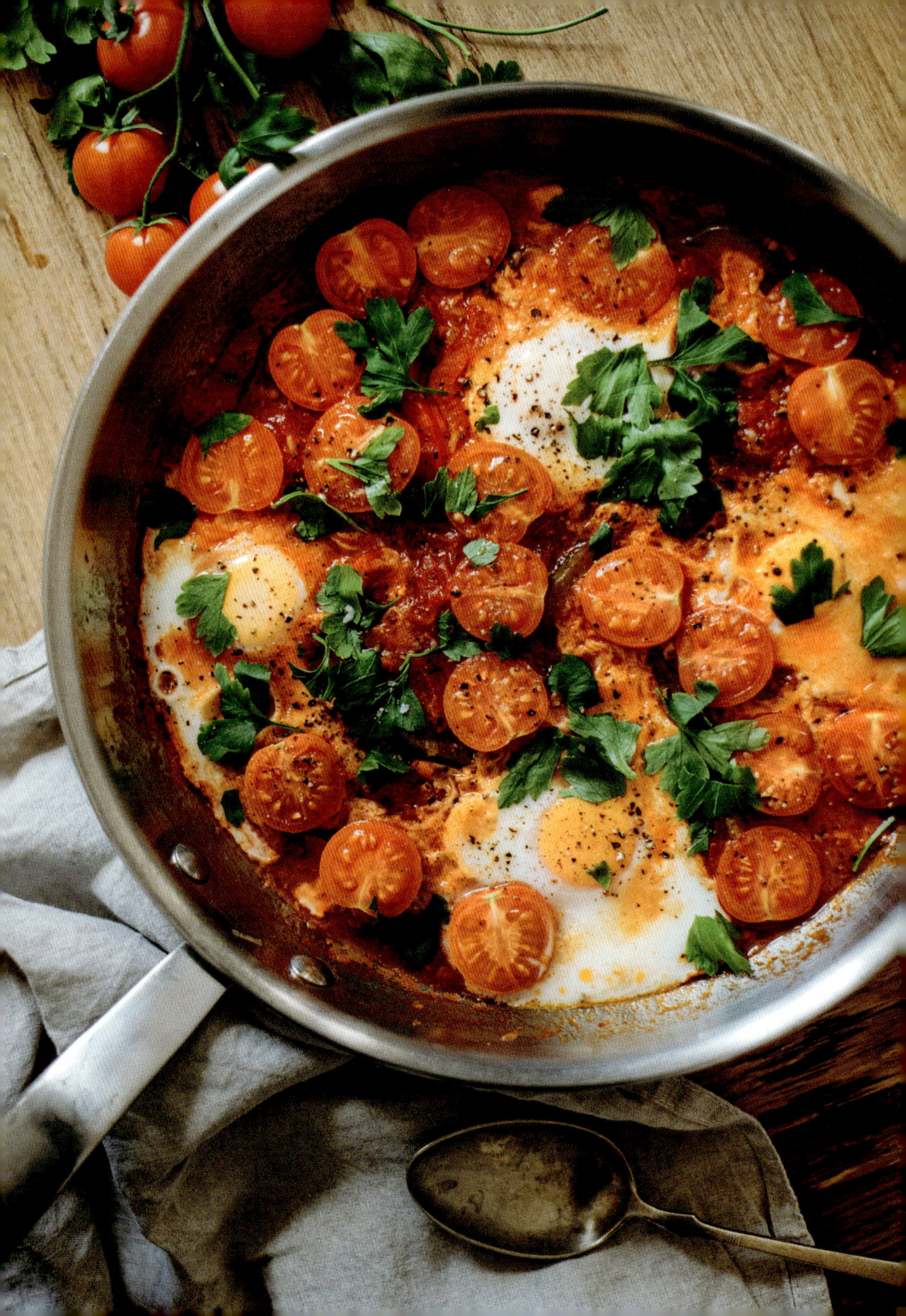

SHAKSHUKA: SCHARFES RÜHREI

Zutaten für 4 Portionen:

- 1 Zwiebel
- 3 Knoblauchzehen
- 1 rote und 1 grüne Paprikaschote
- 1 Dose (400 g) geschälte Tomaten
- 1 rote Chilischote
- 1 TL Cumin
- 1 TL Paprika edelsüß
- Cayennepfeffer
- Salz, schwarzer Pfeffer
- 4–6 Eier
- 10 Kirschtomaten
- 1 Bund Koriander bzw. Petersilie, fein gehackt

Zubereitung:

Zwiebel, Knoblauch und Paprika in dünne Scheiben schneiden. In einer Pfanne Zwiebel und Paprika einige Minuten anbraten, Knoblauch hinzufügen und alles zusammen einige Minuten dünsten. Geschälte Tomaten, Gewürze, Chilischote, Salz und Pfeffer dazugeben und für 10 Minuten weiter köcheln lassen. Die Eier in die Pfanne schlagen und die Kirschtomaten darauf verteilen. Garen, bis das Eiweiß stockt. Zum Servieren mit Kräutern bestreuen.

REFRESHING

Zutaten für 1 Portion:

- 2 Granatäpfel
- 1 Zitrone
- 1 cm frische Ingwerwurzel
- Mineralwasser

Zubereitung:

Granatäpfel und Zitrone auspressen und den Saft verrühren, ein Stückchen Ingwer mit der Knoblauchpresse zerdrücken und hinzufügen. Den Saft abseihen und mit Mineralwasser aufgießen.

Ein wunderbarer Aperitif, der die Lebensgeister weckt und den Stoffwechsel anregt.

Granatäpfel vorbereiten

Ein reifer Granatapfel hat eine lederartige, glatte Schale. In der Schale versteckt sich rotes Fruchtfleisch mit essbaren Kernen, das durch bittere weiße Trennhäute unterteilt ist.

Vor dem Halbieren die Schale vom Kelch bis zum Stielansatz mehrmals einritzen, die Frucht durchschneiden und mit der Zitruspresse entsaften. Achtung, die Schale enthält viel Gerbsäure und hinterlässt Flecken!

LIMETTEN-LASSI

Zutaten für 1 Portion:

- 1 Limette
- 100 g Sojajoghurt natur
- 2 EL Eiweißpulver
- 2 TL Erythrit
- 1 Msp Kardamom, gemahlen
- 100 ml stilles Mineralwasser

Zubereitung:

Die Limette waschen, die Schale fein abreiben und den Saft auspressen. Saft, Schalen, Joghurt und Eiweißpulver im Mixer auf niedrigster Stufe verrühren. Anschließend Erythrit, Kardamom und Mineralwasser unterrühren und alles zusammen in ein Glas füllen.

Dieses klassische indische Joghurtgetränk funktioniert auch mit anderen Zitrusfrüchten wie Orange oder Grapefruit.

GURKEN-SHAKE

Zutaten für 2 Portionen:

- 1 Salatgurke
- 1 Stange Sellerie
- Saft von 1 Zitrone
- ½ Bund Petersilie

Zubereitung:

Gurke schälen und in grobe Stücke schneiden, Sellerie zerkleinern. Alle Zutaten mit einem Pürierstab oder in einem Smoothiemaker fein pürieren, dabei einen Schuss Wasser zufügen. Den Drink in ein Glas füllen und mit einer Gurkenscheibe garnieren.

KAROTTEN-INGWER-STARTER

Zutaten für 2 Portionen:

- 1 kg Karotten
- 1 cm frische Ingwerwurzel
- Kurkuma, gemahlen

Zubereitung:

Karotten waschen, putzen und zu Saft pressen. Mit Ingwer und Kurkuma abschmecken.

ORANGE POWER

Zutaten für 1 Portion:

- 8–10 Karotten
- ¼ l Tomatensaft
- 1 cm frische Ingwerwurzel

Zubereitung:

Karotten im Entsafter auspressen, mit Tomatensaft mischen, Ingwer durch die Knoblauchpresse drücken und umrühren.

Ein Kraftdrink, der auch die Vorspeise ersetzt.

QUEENSIZE

Zutaten für 1 Portion:

- $\frac{1}{3}$ Ananas
- 70 g Erdbeeren
- 40 ml Mineralwasser (oder Sekt)
- 1 Grapefruit

Zubereitung:
Ananas schälen, in Stücke schneiden und in den Entsafter füllen. Erdbeeren mit dem Mixstab pürieren, unter den Ananassaft mischen, mit Mineralwasser aufgießen und nach Geschmack abseihen. Die Grapefruit auspressen und den Saft unterrühren. Kalt servieren.

TROPICAL

Zutaten für 1 Portion:

- 1 Ananas
- 1 Orange
- 1 Zitrone

Zubereitung:
Ananas schälen, in Stücke schneiden und in den Entsafter füllen. Orange und Zitrone auspressen und die Säfte vermischen.

MANGO FRESH

Zutaten für 1 Portion:

- 2 Stück Mango
- 1 Zitrone
- 1 cm frische Ingwerwurzel
- 300 ml Mineralwasser
- Eiswürfel

Zubereitung:
Mangos schälen, entkernen und in kleine Stücke schneiden. Zitrone auspressen, Ingwer durch die Knoblauchpresse drücken, hinzugeben und alles mit Mineralwasser aufgießen. Die Mischung mit dem Handmixer zu einer gleichmäßigen Masse verrühren. Zum Abschluss den Saft im Shaker mit Eiswürfeln vermischen und kalt servieren.

RED MARY

Zutaten für 1 Portion:

- 200 ml Tomatensaft
- 1–2 Zitronen
- Pfeffer aus der Mühle

Zubereitung:
Tomatensaft (am besten gekühlt) mit Zitronensaft und Pfeffer würzen.

Dieser Cocktail stillt den ersten Hunger und weckt die Lebensgeister auf ganz natürliche Art.

ENERGYDRINK

Zutaten für 1 Portion:

- 1/3 frische Ananas
- 1 Zitrone
- 1 Banane
- 1 Kiwi
- 200 ml Mineralwasser

Zubereitung:
Ananas im Entsafter auspressen, Zitrone entsaften. Kiwi und Banane schälen und zerkleinern, Zitronensaft hinzufügen, mit Mineralwasser aufgießen und mit dem Mixer pürieren. Ananassaft dazugeben und zum Servieren evtl. mit Eiswürfeln im Shaker vermischen. Kühl servieren.

RELAX

Zutaten für 1 Portion:

- 1 Tasse Grüner Tee
- 2–3 Körner Kardamom oder 1 Prise Kardamompulver
- 1 cm frische Ingwerwurzel

Zubereitung:
Grünen Tee mit heißem Wasser aufgießen, Kardamom hinzufügen und zusammen ziehen lassen. Nach dem Abseihen Ingwer durch die Knoblauchpresse drücken und hinzufügen. Das optimale Getränk zur Entspannung nach einem harten Tag.

AUFSTRICHE UND SAUCEN

EI-AUFSTRICH

Zutaten für 4 Portionen:

- 4 Eier, gekocht
- 2 EL Salatmayonnaise
- 1 EL Dijon-Senf
- 2 EL Crème fraîche
- Salz, Pfeffer, Knoblauch
- Chili nach Belieben
- 1 EL frischer Schnittlauch

Zubereitung:

Gekochte Eier würfeln oder klein hacken. Mit den übrigen Zutaten in einer Schüssel vermengen, mit den Gewürzen abschmecken und mit Schnittlauch bestreuen.

Um den Eiweißgehalt noch mehr zu heben, am besten mit Eiweißbrot servieren.

VEGANES AIOLI

Zutaten für 4 Portionen:

- 2 EL Sojajoghurt
- 1 EL Zitronensaft
- 2 Knoblauchzehen, geschält und gepresst
- 50 ml Walnuss- oder Mandelöl
- Salz, weißer Pfeffer

Zubereitung:

Joghurt mit Zitronensaft, Knoblauch und etwas Salz verrühren. Mit dem Stabmixer das Öl vorsichtig einrühren, bis eine Mayonnaise entsteht. Vor dem Servieren mit weißem Pfeffer würzen.

Um den Eiweißgehalt noch mehr zu heben, am besten mit Eiweißbrot servieren.

TRÜFFEL-MAYONNAISE

Zutaten für 4 Portionen:

- 2 Eigelb
- 150 ml Leinöl
- 50 ml Trüffelöl
- 1–2 TL Weinessig
- 1 EL Zitronensaft
- Salz, weißer Pfeffer

Zubereitung:

Eigelb salzen und schaumig rühren, dann das Öl unter ständigem Rühren dazugeben, bis die Sauce eindickt. Zitronensaft und Weinessig unterheben. Mit Salz und Pfeffer würzen.

GURKENSAUCE MIT DILL

Zutaten für 4 Portionen:

- 1 Salatgurke
- 4 EL Dill, gehackt
- 120 ml Natur- oder Sojajoghurt
- 100 g Frischkäse
- 1–2 EL Weißweinessig
- Salz, Pfeffer

Zubereitung:

Gurke schälen und in kleine Stücke schneiden. Mit allen übrigen Zutaten im Mixer pürieren, in eine Schüssel füllen und kalt stellen.

RHABARBER-CHUTNEY

Zutaten für 4 Portionen:

- 400 g Rhabarber
- 150 g Erythrit
- 50 ml Apfelessig
- 1 rote Zwiebel
- 1 TL Ingwer, gerieben
- 1 Lorbeerblatt
- Weißer Pfeffer, Koriander und Senf, ganz, im Mörser zerstoßen

Zubereitung:

Rhabarber gut waschen und in ca. 2–3 cm große Stücke schneiden. Alle Zutaten in einem Topf aufkochen und 10 Min. köcheln lassen. Vor dem Servieren abkühlen lassen.

TOMATENAUFSTRICH

Zutaten für 4 Portionen:

- 4 reife Tomaten
- 200 g Sonnenblumenkerne
- 1 EL Tomatenmark
- 1 TL Zitronensaft
- 40 g Oliven
- Salz, Pfeffer

Zubereitung:

Tomaten halbieren, Stielansatz keilförmig herausschneiden und die Tomaten würfeln. Sonnenblumenkerne, Tomatenmark und Zitronensaft beifügen und alles zu einer homogenen Masse pürieren. Oliven in feine Würfel schneiden und unterheben. Alles mit Salz und Pfeffer abschmecken.

TOMATENKETCHUP SELBSTGEMACHT

Zutaten:

- 2 kg Tomaten
- 1 TL Salz
- 1 EL Erythrit
- 1 TL Paprikapulver edelsüß
- 1 EL Curry
- ½ TL Pfeffer

Zubereitung:

Die Tomaten waschen und klein würfeln. In einem Topf mit wenig Wasser weich kochen. Salz, Erythrit, Paprikapulver, Curry und Pfeffer untermengen und nochmals kurz aufkochen lassen. Die Masse durch ein Sieb streichen und sofort in Gläser füllen.

Im Vergleich zu herkömmlichem Ketchup deutlich kalorienärmer!

KLEINE SPEISEN UND SNACKS

EGG MUFFINS

Zutaten für 4 Portionen:

- 6 Eier
- 1 grüne Paprikaschote
- 100 g Beinschinken
- Salz, Pfeffer
- Kräuter der Provence
- Außerdem: Silikon-Muffinformen

Zubereitung:

Backofen auf 180° C vorheizen. Paprika und Beinschinken klein schneiden. Eier in einer Schüssel verquirlen, Paprika, Schinken, Salz und Pfeffer zugeben und nochmals verrühren. Die Masse in die Muffinformen gießen.

Im Backofen ca. 20–25 Min. backen. Danach mit den Kräutern bestreuen und anrichten.

Serviertipp: Dazu Eiweißbrot toasten. Muffins mit frisch aufgeschnittenen Cherry-Tomaten servieren.

EIWEISSBROT

Zutaten für 1 Kastenbrot:

- 250 g Magertopfen/ Magerquark
- 3 Eier
- 20 g Kürbis- oder Sonnenblumenkerne
- 90 g Walnüsse, gerieben
- 50 g Leinsamen
- 40 g Chiasamen
- 1 TL Salz
- ½ Pkg Backpulver
- Außerdem: 1 Kastenbackform

Zubereitung:

Zunächst Topfen mit Eiern und Salz gut verrühren. Dann alle Zutaten außer den Kernen zugeben und alles verrühren.

Die Kastenform mit Backpapier auslegen. Die Masse einfüllen, gleichmäßig verteilen, die Kerne darüberstreuen und 5 Min. ruhen lassen.

Bei 180° C ca. 50 Min. backen.

Serviertipp: Dazu passen Aufstriche, z. B. der selbstgemachte Ei-Aufstrich (S. 63).

BEEF TATAR

Zutaten für 4 Portionen:

- 500 g Rinderfilet
- 2 Zwiebeln
- 50 g Kapern
- 4 Essiggurken
- 3 EL Olivenöl
- 2 Eigelb
- 1 Msp Paprikapulver
- 1 EL Senf
- 1 EL Tomatensauce
- 2 EL Petersilie, gehackt
- Salz, frischer Pfeffer
- Tabascosauce nach Belieben

Zubereitung:

Rinderfilet sorgfältig von Haut und Sehnen befreien und sehr fein hacken. Zwiebeln schälen und sehr fein hacken. Essiggurken und Kapern ebenfalls fein schneiden.

Fleisch mit Gemüse, Öl, Eigelb, Paprikapulver, Senf und Tomatensauce in einer Schüssel gut verrühren. Mit Salz, Pfeffer und Petersilie und Tabasco abschmecken.

Serviertipp: Mit Karotten- und Gurkenrohkost servieren.

PAPADAMS MIT JOGHURTSAUCE

Zutaten für 2 Portionen:

- 6 Papadams (dünne Fladenbrote)
- 1 rote Paprikaschote
- ½ Salatgurke
- 1 Tomate
- 1 rote Zwiebel
- 1 Avocado
- 1 Salatherz

Für die Joghurtsauce:

- 100 g Sojajoghurt
- Etwas Currypulver
- 1 Msp Chilipulver
- 4 Stängel Koriander
- 1 EL Zitronensaft

Zubereitung:

Für die Joghurtsauce alle Zutaten verrühren und in eine Schüssel oder ein Glas füllen.

Papadams in einem Backofengrill auf mittlerer Stufe kurz goldbraun grillen. Das Gemüse waschen, schneiden, auf einer Platte anrichten und alles zusammen servieren.

Variante mit Sojasauce: Sojasauce mit etwas Wasabipaste und 1 Frühlingszwiebel (in feine Ringe geschnitten) verrühren.

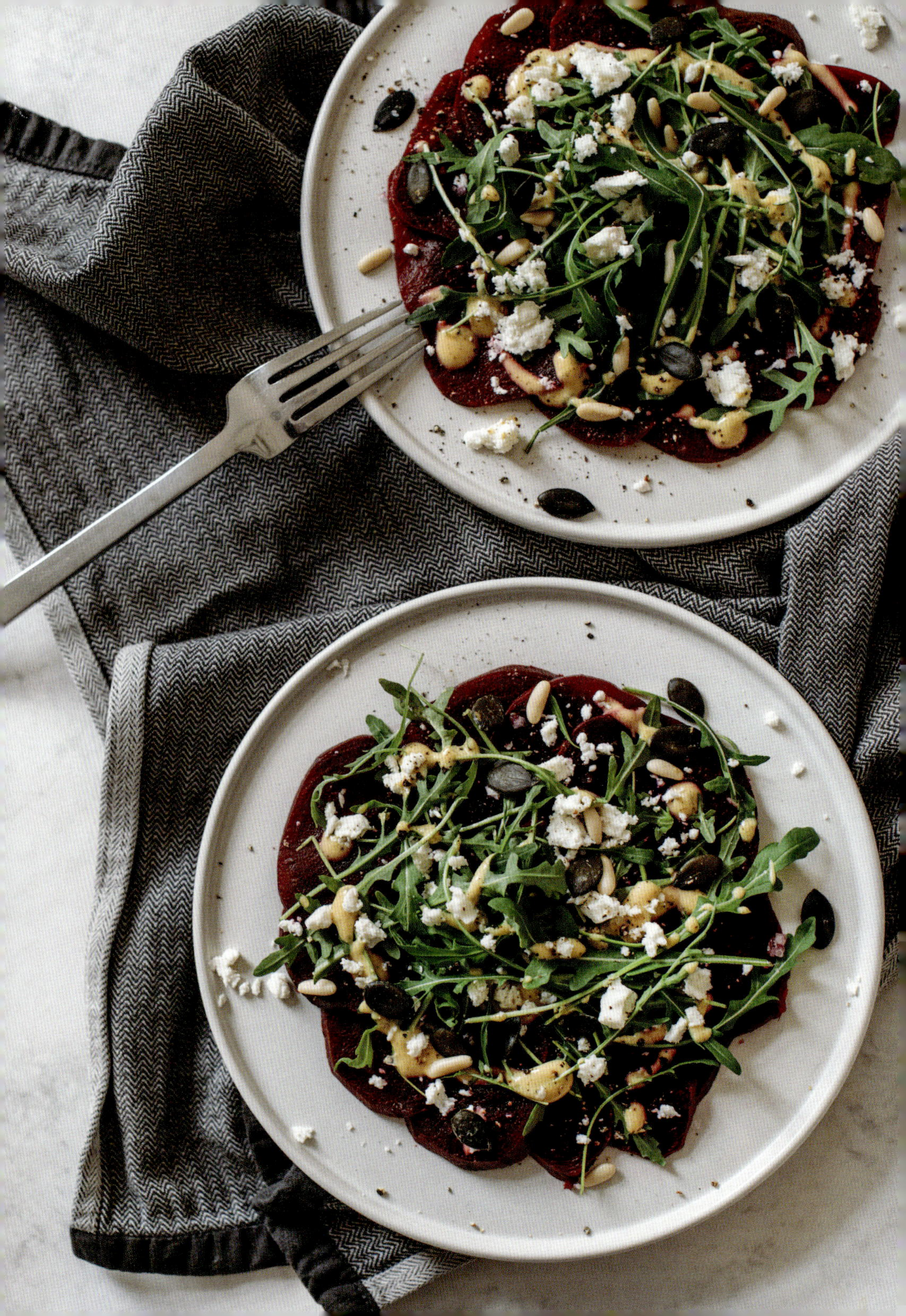

ROTE-RÜBEN-CARPACCIO

Zutaten für 4 Portionen:

- 500 g Rote Rüben, gekocht und geschält
- Pinienkerne oder Kürbiskerne
- Salz, frischer Pfeffer
- Senf
- Balsamicoessig
- Olivenöl
- 250 g Ziegenkäse
- 100 g Rucola

Zubereitung:

Gegarte und geschälte Rote Rüben in hauchdünne Scheiben schneiden und auf vier Tellern anrichten.

Aus Senf, Salz, Pfeffer, Öl und Essig eine Marinade rühren. Ziegenkäse in kleine Würfel schneiden. Pinien- bzw. Kürbiskerne in einer Pfanne ohne Fett anrösten. Rucola waschen.

Rote Rüben auf einem großen Teller mit Rucola bedecken und mit der Marinade beträufeln, den Ziegenkäse darauf verteilen und mit den Pinienkernen bestreuen.

GRÜNE BOHNEN MIT EIERSAUCE

Zutaten für 3 Portionen:

- 750 g grüne Bohnen
- 4 Eier
- Olivenöl
- Salz, Pfeffer
- Saft von 1 Zitrone

Zubereitung:

Bohnen mindestens 10 Min. in kochendem Wasser bissfest kochen. Die Eier ebenfalls 6 Min. hart kochen, schälen und anschließend mit einer Gabel zerdrücken. Beides vermischen, mit Olivenöl, Salz und Pfeffer sowie Zitronensaft abschmecken.

FELDSALAT MIT HÜHNERBRUST

Zutaten für 3–4 Portionen:

- 125 g Feldsalat
- 250 g Rispentomaten
- 30 g Walnusskerne
- 300 g Hühnerbrustfilet
- ½ TL Senf
- 2 EL Weißweinessig
- 3 EL Olivenöl
- 40 g Parmesan
- Salz, Pfeffer

Zubereitung:

Feldsalat waschen und in einer Schüssel anrichten. Tomaten halbieren. Walnusskerne grob hacken, kurz in der Pfanne trocken anrösten und mit den Tomaten zum Salat geben. Das Hühnerbrustfilet in Streifen schneiden, mit Salz und Pfeffer würzen und in etwas Öl goldbraun braten.

Für das Dressing Senf, Essig und Olivenöl vermischen, mit Salz und Pfeffer würzen. Die Hühnerbrust mit dem Dressing auf dem Salat anrichten und Parmesan darüber reiben.

THUNFISCHSALAT

Zutaten für 2–3 Portionen:

- 1 Kopf Eisbergsalat
- 1 Dose Thunfisch im eigenen Saft
- 100 g Gouda
- 100 g Cocktailtomaten
- 1 gelbe Paprikaschote
- 1 Gurke
- ½ Becher Naturjoghurt (3,5 % Fett)
- 3 Eier
- Salz, Pfeffer, Knoblauch, Kräuter

Zubereitung:
Thunfisch abtropfen lassen, frische Zutaten waschen und alles in kleine Stücke schneiden. In einer Schüssel gut vermischen. Das Naturjoghurt mit Gewürzen und Kräutern verfeinern und über den Salat geben. Alles nochmals gut vermengen.

Serviertipp: Mit frischem Brot anrichten.

Variante: Mit Olivenöl und Essig marinieren.

TOMATEN MIT HÜTTENKÄSE

Zutaten für 3 Portionen:

- 350 g Hüttenkäse
- 3–4 große Tomaten (Ochsenherz- oder Fleischtomaten)
- Frische Basilikumblätter

Für die Vinaigrette:

- Olivenöl
- Weißweinessig (z. B. Aceto balsamico)
- Salz, Pfeffer
- Rosmarin

Zubereitung:
Hüttenkäse mindestens 6 Std. oder über Nacht in einem Sieb abtropfen lassen, sodass er fest wird. Die Tomaten in Scheiben schneiden und auf einem großen Teller anrichten. Den festen Hüttenkäse in Scheiben schneiden und die Tomaten damit belegen. Jede Scheibe mit einem Basilikumblatt garnieren und mit Vinaigrette, Salz und Pfeffer würzen.

SUPPEN

GEMÜSESUPPE

Zutaten für 6 Portionen:

- 1 Zwiebel
- 2 EL Öl
- 1 ½ l Wasser
- 3 Karotten
- 1 Petersilienwurzel mit Grün
- 1 Bund Suppengrün
- 1 Stange Lauch
- 1 TL Salz
- 3 Msp Pfeffer

Zubereitung:

Die Zwiebel schälen und kleinwürfelig schneiden. In einem Topf Öl erwärmen und die Zwiebel darin glasig dünsten. Anschließend mit Wasser aufgießen und einmal kurz aufkochen lassen.

Suppengrün, Karotten, Lauch und Petersilienwurzel putzen und in kleine Stücke schneiden. Alles in das leicht kochende Wasser geben und ca. 20 Min. zugedeckt auf kleiner Flamme köcheln lassen. Anschließend Suppengrün sowie Petersilienwurzel und -grün entfernen, das übrige Gemüse im Topf belassen. Die Suppe mit Salz und Pfeffer abschmecken und servieren.

Tipp: Wird die klare Gemüsesuppe weiterverwendet, das Gemüse mit dem Suppengrün abseihen.

BOUILLABAISSE (FISCHSUPPE)

Zutaten für 4 Portionen:

- 3 große Zwiebeln
- 3–5 Fischköpfe von großen Fischen
- 2 l Wasser
- 125 ml Weißwein
- Saft von 1 Zitrone
- 5 EL Olivenöl
- 350 g Tomaten
- 1–3 Lorbeerblätter
- 1 Knoblauchzehe
- 1–4 Langusten, gekocht
- 2–6 Krabben, abgekocht
- 8–10 Miesmuscheln, küchenfertig
- Je 1 Prise Paprikapulver (edelsüß), Pfeffer und Salz

Zubereitung:

Fischköpfe mit einer zerkleinerten Zwiebel und einem Lorbeerblatt in Wasser, Weißwein und Zitronensaft auskochen. Die Brühe abseihen und warm stellen.

Die zwei restlichen Zwiebeln schälen, in Scheiben schneiden und mit der Knoblauchzehe in etwas Öl glasig dünsten. Tomate häuten und zusammen mit dem Koriander hinzufügen, mit der Fischbrühe aufgießen und aufkochen lassen.

Fischstücke säubern, filetieren und dem Sud hinzufügen (zuerst das festere Fleisch), nach und nach die Krabben, die sauber gewaschenen Miesmuscheln und die zerkleinerten Langusten beigeben. Alles zusammen auf kleiner Flamme ca. 30 Min. gar kochen und mit Salz, Pfeffer und Paprikapulver abschmecken.

RINDSUPPE (BOUILLON)

Zutaten:

- 1 kg Rindfleisch
- 1 kg Rinderknochen (Markknochen)
- 1 Zwiebel
- Je 1 Prise Wacholderbeeren, Pfefferkörner, Kümmel
- 2 Lorbeerblätter
- 1 Bund Suppengrün
- Salz, Pfeffer

Zubereitung:

Für die Suppe einen Topf mit mindestens 5 l Fassungsvermögen trocken erhitzen.

Die Zwiebel schälen und halbieren, die innerste braune Haut belassen (verleiht der Suppe Farbe). Mit der Schnittfläche nach unten in den heißen Topf legen und fast schwarz rösten.

Inzwischen Fleisch und Knochen mit lauwarmem Wasser abwaschen. Das Fleisch ebenfalls in den Topf geben und kurz mit anbraten.

Suppengrün putzen. Den Topf mit kaltem Wasser auffüllen, Suppengrün und Gewürze dazugeben. Die Suppe aufkochen lassen und mindestens 4 Std. zugedeckt leise köcheln lassen. Den aufsteigenden Schaum dabei immer wieder abschöpfen.

Danach die Suppe durch ein grobes Sieb in einen zweiten Topf (2,5 l) und nochmals durch ein feines Sieb wieder zurückgießen. Die fertige Suppe mit Salz und Pfeffer abschmecken.

„FETTFRESSENDE“ SUPPE

Zutaten für 4 Portionen:

- 6 Zwiebeln
- 1 Kopf Weißkraut
- 1 Bund Suppengrün
- 1 Petersilienwurzel
- 6 Karotten
- 6 Tomaten
- 1 Suppenwürfel
- 3 l Wasser

Zubereitung:

Zwiebel schälen und kleinwürfelig schneiden. In einem Topf Öl erwärmen und die Zwiebel darin glasig dünsten. Anschließend mit Wasser aufgießen und einmal kurz aufkochen lassen.

Weißkraut, Suppengrün, Karotten, Tomaten und Petersilienwurzel putzen und in kleine Stücke schneiden. Zusammen mit dem Suppenwürfel in das leicht kochende Wasser geben und ca. 20 Min. zugedeckt auf kleiner Flamme köcheln lassen.

Tipp: Die Suppe mit Salz, Pfeffer, Kümmel, Muskat und Petersilie würzen. Je nach Geschmack passen auch Ingwer und Curry dazu.

Info: Wer einige Tage über die Stränge geschlagen hat, kann mit dieser Suppe vorangegangene Ess-Sünden ausgleichen. Weißkraut und Tomaten wirken dabei entschlackend.

BROKKOLISUPPE

Zutaten für 4 Portionen:

- 250 g Brokkoli
- 1 l Gemüsesuppe
- 1 Knoblauchzehe
- 2 EL Olivenöl
- 2 Zwiebeln
- Salz, Pfeffer
- 100 ml Schlagobers/ Sahne

Zubereitung:

Brokkoli, Knoblauch und Zwiebeln fein hacken und in einem Topf mit Olivenöl einige Minuten anbraten. Mit Gemüsesuppe aufgießen und 20 Min. bei niedriger Hitze köcheln lassen. Abschließend mit einem Stabmixer kurz pürieren und mit Salz und Pfeffer abschmecken. Zum Verfeinern kann noch Sahne untergerührt werden.

KÜRBISCREMESUPPE

Zutaten für 4 Portionen:

- 1 Zwiebel
- Etwas Öl
- 700 g Kürbis
- 1,2 l Rindsuppe
- Salz, Pfeffer
- Ingwerpulver
- Kurkuma
- Einige Koriandersamen (ganz)
- 300 ml Schlagobers/ Sahne

Zubereitung:

Die Zwiebel schälen, in feine Stückchen schneiden und in einer hohen Pfanne in Öl kurz anschwitzen. Kürbis schälen und würfeln, kurz mitgaren und danach mit der Suppe aufgießen.

Die Suppe mit Salz, Pfeffer, Ingwer, Kurkuma und Koriander würzen, die Kürbisstücke darin bei geringer Hitze weich kochen und anschließend pürieren. Nochmals kurz abschmecken und mit Schlagobers verfeinern.

SELLERIESUPPE

Zutaten für 4 Portionen:

- 1 Sellerieknolle
- 40 g Butter
- 40 g Mehl
- 1 l Gemüsesuppe (Brühe)

Zubereitung:

Sellerie waschen, schälen und in kleine Würfel schneiden. Butter in einem Topf zerlassen und Sellerie darin kurz dünsten. Mit etwas Mehl stäuben und kurz weiter dünsten. Mit Suppe ablöschen und ca. 30 Min. köcheln lassen. Dann servieren.

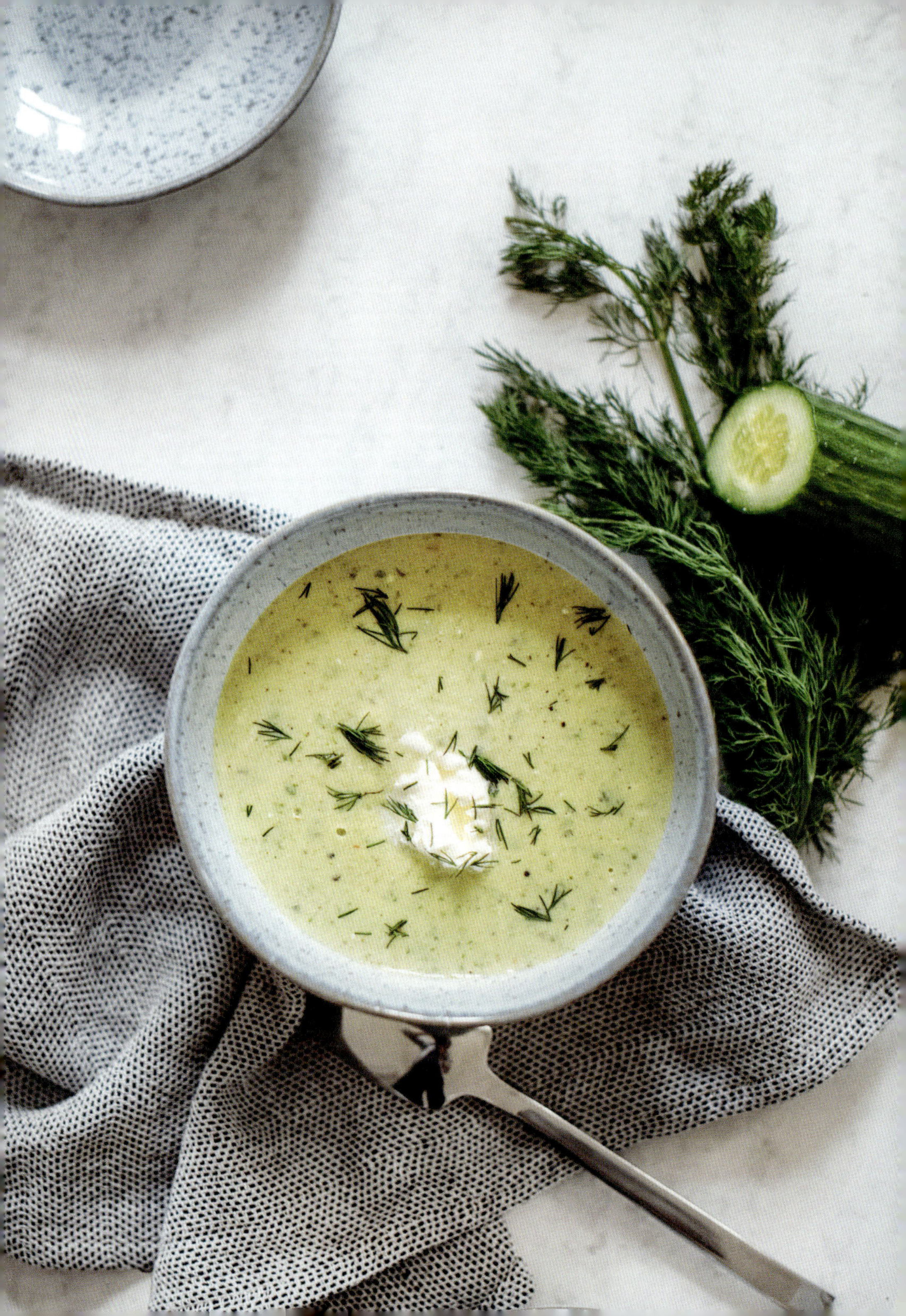

WARME GURKENSUPPE

Zutaten für 4 Portionen:

- 3 kleine Zwiebeln
- 3 EL Butter
- 1 kg Salatgurke
- 300 ml Gemüsesuppe (Brühe)
- 300 ml Milch
- Salz, Pfeffer
- 1 Becher Crème fraîche
- 2 EL Dill

Zubereitung:

Zwiebeln in einem Topf mit heißer Butter anschwitzen. Gurken waschen und klein schneiden, in den Topf zugeben und mitdünsten. Mit Milch und Brühe aufgießen, mit Salz und Pfeffer würzen und 10 Min. köcheln lassen. Anschließend mit dem Stabmixer pürieren, Crème fraîche einrühren und zum Servieren mit Dill bestreuen.

MISO-SUPPE MIT TOFU

Zutaten für 3–4 Portionen:

- 2 EL getrocknete Algen, klein geschnitten
- ½ l lauwarmes Wasser
- 1 l Wasser
- 2 EL Miso-Paste
- 100 g Tofu, gewürfelt
- 1 TL Salz

Zubereitung:

Die Algen 3 Min. in lauwarmem Wasser einweichen. 1 l Wasser mit Miso-Paste erhitzen und salzen. Algen ausdrücken, in die Suppe zufügen und alles mindestens 5 Min. ziehen lassen. Tofu in Suppenteller geben und mit der heißen Suppe übergießen.

TOPINAMBURSUPPE

Zutaten für 4 Portionen:

- 500 g Topinambur
- 1 Zwiebel
- 3 Knoblauchzehen
- 3 EL Olivenöl
- 900 ml Gemüsesuppe
- 100 ml Schlagobers/Sahne
- Salz, Pfeffer
- Frische Petersilie zum Garnieren

Zubereitung:

Zwiebel, Knoblauch und Topinambur schälen und klein schneiden. In einem großen Topf etwas Öl erhitzen und die Gemüsestücke darin anbraten. Mit Gemüsesuppe ablöschen und das Gemüse darin weich kochen. Schlagobers einrühren und die Suppe mit dem Stabmixer pürieren. Mit Salz und Pfeffer abschmecken. Mit frischer Petersilie garniert servieren.

KAROTTEN-INGWER-SUPPE

Zutaten für 6 Portionen:

- 2 Zwiebeln
- 3 EL Öl
- 500 g Karotten
- 1/16 l Orangensaft
- 1 1/2 l klare Gemüsesuppe
- Salz, Pfeffer
- 40 g frischer Ingwer
- 1 Becher Schlagobers/Sahne
- 1 Bund Schnittlauch

Zubereitung:

Die Zwiebeln schälen, sehr fein hacken und in einem großen Topf in heißem Öl anschwitzen. Auch die Karotten schälen, in grobe Stücke schneiden und zu den Zwiebeln geben. Orangensaft zufügen. Mit Gemüsesuppe aufgießen, salzen, pfeffern und 10 Min. bei mittlerer Hitze köcheln lassen. Inzwischen Ingwer schälen, grob würfeln und in die Suppe geben. Weitere 10 Min. köcheln lassen. Anschließend die Suppe mit dem Stabmixer fein pürieren, Schlagobers einrühren und nochmals kurz aufkochen. Mit Schnittlauch garniert servieren.

LIBANESISCHE LINSENSUPPE MIT ZITRONE UND MANGOLD (ADAS BI HAMOUD)

Zutaten für 5 Portionen:

- 2 Zwiebeln
- 2–3 Knoblauchzehen
- Etwas Maiskeimöl
- 400 g grüne Linsen
- 2 l Wasser
- 500 g frischer Mangold
- 3 Kartoffeln
- 1 Bund frischer Koriander
- 1 TL Salz
- 1/2 TL Pfeffer
- Saft von 3 Zitronen

Zubereitung:

Zwiebeln und Knoblauch waschen, schälen, klein schneiden und in einem Topf mit etwas Maiskeimöl anbraten. Linsen waschen, in den Topf dazugeben und in 2 l Wasser ca. 30 Min. kochen lassen. In der Zwischenzeit Mangold waschen, Blätter und Stiele in kleine Stücke schneiden. Kartoffeln waschen, schälen und klein würfeln. Koriander waschen und klein hacken. Danach Mangold und Kartoffeln in den Topf zugeben und alles gut vermengen. Anschließend Koriander zufügen. Das Ganze gut umrühren und köcheln lassen. Abschließend salzen, pfeffern und den Zitronensaft hinzufügen. Die Suppe warm servieren.

KOHLSUPPE

Zutaten für 3–4 Portionen:

- 5–6 Zwiebeln
- 4–5 Stangen Staudensellerie
- 5–6 Karotten
- 2 rote oder grüne Paprikaschoten
- 6 Lauchzwiebeln
- 1 mittelgroßer Kopf Weißkraut/Weißkohl
- 4 l Gemüsesuppe (Brühe)
- 3 große Tomaten oder 500 ml passierte Tomaten
- Salz, Pfeffer

Zubereitung:

Gemüse waschen, schälen und in kleine Stücke schneiden. Die Zwiebeln in Öl anrösten, anschließend Sellerie, Karotten und Paprika für 4 Minuten mit andünsten. Lauch und Kohl zufügen. Mit Gemüsesuppe aufgießen und alles aufkochen lassen. Anschließend bei mittlerer Stufe ca. 10 Min. ziehen lassen, bis das Gemüse gar ist. Tomaten hinzugeben, würzen und noch einmal 10 Min. ziehen lassen. Dann servieren.

Info: Dieses Rezept ist als Diätsuppe bekannt, da es kalorienarm und ballaststoffreich ist.

TOMATENSUPPE

Zutaten für 4 Portionen:

- 30 ml Olivenöl
- 80 g Zwiebel, fein geschnitten
- 1 Knoblauchzehe
- 1 kg Tomaten (vollreif)
- 1 Zweig Thymian
- Einige Blätter frisches Basilikum
- 600 ml Suppe (Brühe)
- Salz, Pfeffer
- 100 ml + 2 EL Schlagobers/Sahne

Zubereitung:

Olivenöl in einem Topf erhitzen, Zwiebel und fein gehackten Knoblauch dazugeben und glasig dünsten. Die gewaschenen Tomaten vierteln und mit dem Thymianzweig und den Basilikumblättern in den Topf geben. Mit Suppe aufgießen, mit Salz und Pfeffer würzen und 10 Min. leicht köcheln lassen. Die Suppe anschließend mit dem Stabmixer pürieren und mit dem flüssigen Schlagobers verfeinern. Zum Servieren mit einem Klecks Schlagobers und einem Basilikumblatt garnieren.

KLARE HÜHNERSUPPE

Zutaten für 4 Portionen:

- 1 Hühnerbrust (küchenfertig, ohne Haut)
- 1 Bund Suppengrün
- 2 Zwiebeln (mittelgroß)
- 2 Lorbeerblätter
- 3 Pfefferkörner, ganz

Zubereitung:

Hühnerbrust klein schneiden und zusammen mit dem geputzten und klein geschnittenen Suppengrün in einen großen Topf mit Wasser geben. Zwiebeln hacken, Lorbeerblätter und Pfefferkörner hinzufügen.

Die Suppe 2–2 ½ Std. bei kleiner Flamme köcheln lassen. Dabei entsteht ein weißer bis bräunlicher Eiweißschaum, diesen gelegentlich abschöpfen. Danach das Fleisch herausnehmen und in mundgerechte Stücke schneiden. Die Suppe durch ein Sieb in einen neuen Topf abseihen.

Das Fleisch wieder zugeben, die Suppe würzen, nochmals aufkochen lassen und servieren. Mit Karottenstücken aus der Suppe garnieren.

SPARGELSUPPE

Zutaten für 4 Portionen:

- 2 Schalotten oder kleine Zwiebeln
- 500 g grüner Spargel
- 2 EL Butter
- 500 ml Suppe (Brühe)
- ¼ l Schlagobers/Sahne
- 2 TL Zitronensaft
- Salz, Pfeffer

Zubereitung:

Schalotten schälen und fein hacken. Spargel waschen und die harten Enden entfernen, dann in Scheiben schneiden.

In einem Topf Butter zerlassen, Schalotten und Spargelstücke darin andünsten. Mit der Suppe ablöschen und Schlagobers einrühren. So lange leise köcheln lassen, bis der Spargel weich ist. Anschließend die Suppe mit dem Stabmixer pürieren und mit Salz, Pfeffer und Zitronensaft abschmecken.

HAUPTSPEISEN MIT FLEISCH

WEISSE BOHNEN IN TOMATENSAUCE MIT FLEISCH UND REIS (FASSOULIA BI LAHMÉ)

Zutaten für 4 Portionen:

- 400 g weiße Bohnen
- 700 g mageres Fleisch, am besten Hühner- oder Putenfleisch
- 1 kg reife Tomaten
- 3 Zwiebeln
- 6–8 Knoblauchzehen
- 400 g Reis
- Salz, Pfeffer
- Maiskeimöl

Zubereitung:

Die rohen weißen Bohnen über Nacht in kaltem Wasser einweichen. Abgießen, in einem Topf mit Wasser übergießen und bei hoher Temperatur kochen, bis sie halb gar sind.

Inzwischen das Fleisch in kleine Würfel schneiden. Tomaten waschen, schälen, entkernen und klein würfeln. Zwiebeln und Knoblauch waschen, schälen, klein schneiden und in einem Topf mit etwas Maiskeimöl anbraten. Fleischwürfel hinzufügen und mit anbraten, salzen und pfeffern. Tomaten dazugeben und mit dem Fleisch vermischen, bis sie weichgekocht sind. Weiße Bohnen hinzufügen, das Ganze gut umrühren und köcheln lassen, bis die Bohnen gar sind. Bei Bedarf Wasser hinzugeben.

Reis abspülen und mit der doppelten Menge Wasser in einem separaten Topf kochen. Das fertige Gericht mit Reis servieren.

BACON BOMB

Zutaten für 4 Portionen:

- 150 g Schinkenspeck
- 80 g Karreespeck
- 100 g Mozzarella, gerieben
- 500 g Faschiertes/Hackfleisch
- 1 Ei
- Salz, Pfeffer, Knoblauch, Kümmel gemahlen

Zubereitung:

Fleisch mit Ei und Mozzarella vermischen, würzen und ziehen lassen. Inzwischen Schinkenspeck auf dem Backpapier verteilen und mit Karreespeck belegen. Die Hackfleischmischung darauf verteilen und die Speckblätter einrollen.

Die Rolle bei 180° C für 30–35 Min. backen, dabei einmal wenden.

Serviertipp: In Scheiben geschnitten mit Gemüse oder Kartoffelpüree servieren. Zum Verfeinern mit etwas frischer Petersilie oder Schnittlauch bestreuen.

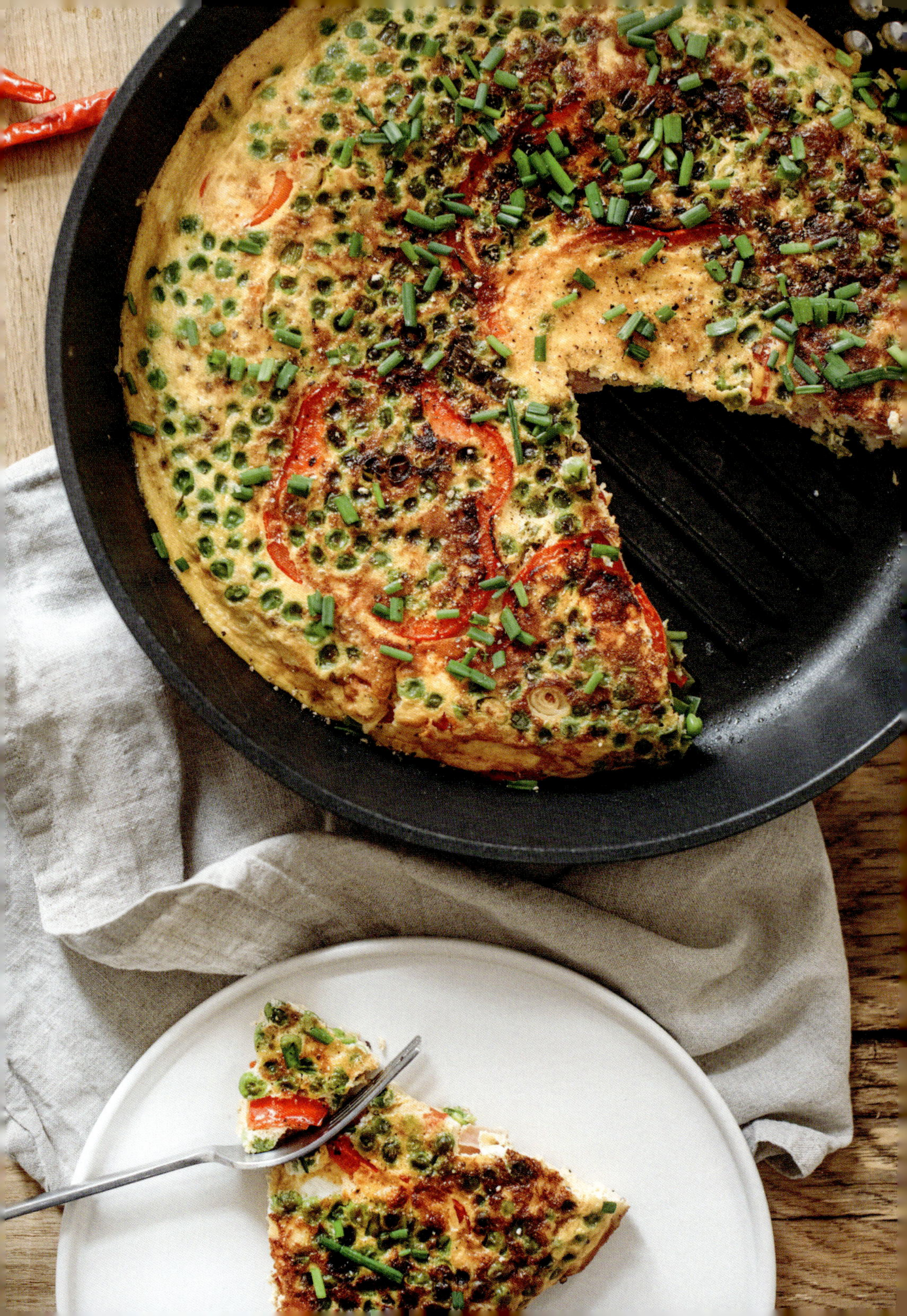

ERBSEN-FRITTATA MIT SPECKWÜRFELN

Zutaten für 3–4 Portionen:

- 200 g Erbsen (tiefgekühlt)
- 1 rote Paprikaschote
- 1 Bund Frühlingszwiebeln
- 8 Eier
- 100 ml Milch
- 50 g Speckwürfel
- ½ Bund Schnittlauch
- Salz, Pfeffer
- 2 EL Öl

Zubereitung:

Erbsen auftauen lassen. Paprika in Würfel und Frühlingszwiebeln in dünne Ringe schneiden. Die Eier mit Milch verquirlen, mit Salz und Pfeffer würzen.

Die Speckwürfel in einer Pfanne kurz anbraten, dann herausnehmen. Etwas Öl in die Pfanne geben und Paprika, Erbsen und Frühlingszwiebeln kurz darin anschwitzen. Danach die Eiermilch darübergießen und mit den Speckwürfeln bestreuen.

Die Frittata bei mittlerer Hitze 10 Min. stocken lassen, danach wenden und nochmals 10 Min. garen.

FLEISCHEINTOPF MIT GRÜNEN BOHNEN (LOUBIÉ BI LAHMÉ)

Zutaten für 4 Portionen:

- 700 g mageres Fleisch (z. B. Huhn oder Pute)
- 1 kg reife Tomaten
- 1 kg grüne Bohnen (frisch oder tiefgekühlt)
- 3 Zwiebeln
- 6–8 Knoblauchzehen
- 400 g Reis
- Salz, Pfeffer
- Maiskeimöl

Zubereitung:

Fleisch in kleine Würfel schneiden. Tomaten waschen, schälen, entkernen und in kleine Würfel schneiden. Frische grüne Bohnen waschen. Zwiebeln und Knoblauch waschen, schälen, klein schneiden und in einem Topf mit etwas Maiskeimöl anbraten. Danach Fleischwürfel hinzufügen und anbraten, salzen und pfeffern. Tomaten untermischen und mitgaren, bis sie weich sind. Grüne Bohnen hinzufügen, das Ganze gut umrühren und köcheln lassen, bis die Bohnen gar sind. Bei Bedarf Wasser hinzufügen.

Inzwischen Reis abspülen und mit der doppelten Menge Wasser in einem separaten Topf kochen. Das fertige Gericht mit Reis servieren.

HUHN MIT PILZEN

Zutaten für 4 Portionen:

- 4 Hühnerbrustfilets (ca. 500–600 g)
- 1 Zwiebel, gehackt
- 1 EL Öl
- 250 ml Gemüsesuppe
- 400 g Pilze
- Salz, Pfeffer

Zubereitung:

Die Hühnerfilets in Streifen schneiden, zusammen mit der Zwiebel in einer Pfanne bei schwacher Hitze anbraten und dann mit Gemüsesuppe aufgießen.

Die Pilze dazugeben, andünsten und 20 Min. zugedeckt schmoren lassen. Danach mit Pfeffer und Salz würzen und die restliche Flüssigkeit abdampfen lassen.

CHICKEN BACON STICKS

Zutaten für 4 Portionen:

- 160 g Schinkenspeck
- 50 g Mozzarella, gerieben
- 500 g Hühnerbrustfilet
- Salz, Pfeffer, Knoblauch, Kümmel gemahlen

Zubereitung:

Hühnerfleisch mit dem Pürierstab oder der Küchenmaschine zerkleinern. Mozzarella und die Gewürze zugeben und gut vermengen.

Je 2 Blatt Schinkenspeck übereinanderlegen, die Masse auf den Speckblättern verteilen und diese dünn einrollen. Die einzelnen Sticks auf ein Backblech legen und im Ofen bei 180° C ca. 20 Min. backen, dabei einmal wenden.

Serviertipp: Aus Tomatenmark, Magerjoghurt und Gewürzen einen Dip rühren und die Sticks mit frischem Gemüse und Dip servieren.

RINDERFILETSTEAK

Zutaten für 4 Portionen:

- 2 EL Öl
- 4 Rinderfilets
- Salz, Pfeffer

Zubereitung:

Backofen auf 120° C (Umluft) vorheizen. Eine Pfanne mit Öl erhitzen und die Steaks im heißen Öl beidseitig scharf anbraten.

Aus der Pfanne nehmen, salzen und pfeffern. Nun die Steaks in Alufolie wickeln und im Ofen je nach Vorliebe 5–10 Minuten weitergaren.

Serviertipp: Mit Gemüse und Salat servieren.

HÜHNERREIS MIT KRÄUTERN

Zutaten für 4 Portionen:

- 200 g Reis
- 500 g Hühnerbrustfilet
- 4 EL Olivenöl
- 2 Zwiebeln
- 4 Tomaten
- 2 rote Paprikaschoten
- 4 EL frische Kräuter, gehackt

Zubereitung:

Reis in leicht siedendem Wasser weich kochen. Die Hühnerbrust in kleine Stücke schneiden und in einer Pfanne mit etwas Olivenöl von beiden Seiten anbraten.

Die Zwiebeln schälen und in Ringe schneiden. Tomaten und Paprika klein schneiden. Zunächst die Zwiebeln in die Pfanne zugeben und glasig dünsten, dann Gemüse hinzufügen und bei leicht reduzierter Hitze ca. 5 Min. braten.

Anschließend den gekochten Reis zum Gemüse in die Pfanne geben, die gehackten Kräuter einrühren und alles zusammen ca. 2 Min. durchschwenken.

SAURES RINDFLEISCH MIT KÄFERBOHNEN

Zutaten für 4 Portionen:

- 800 g Tafelspitz (Rinderhüfte)
- 1 Bund Wurzelgemüse
- 1 Zwiebel
- 1 Lorbeerblatt
- 4 Pfefferkörner
- 3 Wacholderbeeren
- Etwas Meersalz

Für den Käferbohnensalat:

- 250 g Käferbohnen (über Nacht in Wasser eingeweicht)
- 3 Paprikaschoten
- 3–4 Jungzwiebeln
- 4 EL Apfelessig
- 80 ml Rindsuppe
- Meersalz, Pfeffer
- 60 ml Kürbiskernöl

Zubereitung:

Die Käferbohnen über Nacht einweichen.

Das Rindfleisch zusammen mit Wurzelgemüse, Zwiebel, Lorbeer, Wacholder sowie Pfeffer in einen Topf geben. Mit kaltem Wasser auffüllen, bis das Fleisch gut bedeckt ist, und mit Salz würzen. Aufkochen lassen, Temperatur reduzieren und für ca. 1½ Std. weich kochen. Das Fleisch herausnehmen und kaltstellen, die Suppe leicht weiterköcheln lassen, bis sie intensiver im Geschmack ist.

Käferbohnen in nicht gesalzenem Wasser ca. 50 Min. leicht köchelnd weich garen, anschließend abgießen, kalt abschrecken und abtropfen lassen. Ein wenig Jungzwiebelgrün als Dekoration zur Seite legen. Die Käferbohnen mit den restlichen Zutaten vermischen und gut mit Salz und Pfeffer abschmecken.

Käferbohnensalat in eine Schüssel füllen. Tafelspitz in feine Scheiben schneiden und auf dem Salat anrichten. Das Rindfleisch mit Meersalzflocken und Jungzwiebelringen bestreuen und mit Kürbiskernöl beträufeln.

RINDSGULASCH KLASSISCH

Zutaten für 4 Portionen:

- 600 g Rindfleisch
- 500 g Zwiebel
- 4 EL Öl
- 2 EL Paprikapulver
- Etwas Apfelessig
- 2 TL Kümmel
- 2 TL Majoran
- 1 Chilischote, fein gehackt
- Salz, Pfeffer
- 3 EL Tomatenmark
- 1 EL Dinkel- oder Buchweizenmehl, fein gemahlen

Zubereitung:

Rindfleisch und Zwiebeln in Würfel schneiden. Die Zwiebelwürfel in einem Topf mit Öl andünsten, Paprikapulver zugeben und mit Essig ablöschen. Die Fleischwürfel zugeben und mit anbraten.

Mit Kümmel, Majoran, Chili und Salz würzen, Tomatenmark hinzufügen, pfeffern und mit ein wenig Wasser aufgießen. Auf kleiner Flamme unter mehrmaligem Umrühren ca. 2 Std. dünsten.

Das weich gegarte Fleisch aus dem Topf nehmen, den Saft mit dem Pürierstab pürieren, mit Mehl stäuben und nochmals 5 Min. kochen lassen. Fleisch wieder zugeben, alles gut vermengen und das Gulasch nochmals abschmecken.

NASI GORENG

Zutaten für 4 Portionen:

- 1 rote Chilischote
- 4 Frühlingszwiebeln
- 250 g Hühnerbrustfilet
- 350 g Garnelen, gegart und geschält
- 3 Eier
- 4 EL helle Sojasauce
- ½ TL Sambal Oelek
- 4 EL Sesamöl
- 400 g Reis, gekocht
- Außerdem: Wokpfanne

Zubereitung:

Chilischote der Länge nach aufschneiden, Kerne entfernen und waschen. In feine Streifen schneiden. Die Frühlingszwiebeln putzen, in Ringe schneiden, in einem Sieb waschen und abtropfen lassen.

Das Hühnerfilet mit kaltem Wasser waschen, trockentupfen und in kleine Stücke schneiden. Die Garnelen kalt abwaschen, den Darm entfernen und trockentupfen.

Eier in eine kleine Schüssel schlagen. 1 EL Sojasauce, Sambal Oelek und 1 Prise Salz beifügen und alles mit einer Gabel verquirlen.

Den Wok erhitzen, die Frühlingszwiebeln und die Chilistücke in 1 EL Öl 3 Min. anbraten und anschließend an den Rand hochschieben. 1 EL Öl in die Mitte der Wokpfanne geben und darin das Hühnerfleisch 3 Min. anbraten. Die Garnelen beifügen, kurz mitbraten, dann ebenfalls an den Rand schieben.

Nun die Eiermasse in die Mitte gießen und stocken lassen, dann an den Rand schieben. Nochmals Öl in die Mitte gießen und darin den Reis etwa 3 Min. braten. Jetzt alle Zutaten im Wok verrühren und noch 2 Min. rühren. Mit Sojasauce abschmecken.

PAPRIKAHUHN

Zutaten für 4 Portionen:

- 1 Huhn, ganz
- 1 Zwiebel
- 1 EL Paprikapulver (edelsüß)
- 250 ml klare Hühnersuppe
- 1 Paprikaschote
- 100 ml Schlagobers/ Sahne
- 200 ml Sauerrahm
- 1 Tomate
- 2 EL Öl
- Salz, Pfeffer

Zubereitung:

Das Huhn waschen, die Flügel abtrennen, den Rest in vier Teile zerlegen und mit Salz und Pfeffer würzen. Die Zwiebel schälen und hacken.

Öl in einer großen Pfanne erhitzen, Zwiebel darin anbraten, Paprikapulver und Fleisch dazugeben. Mit Hühnersuppe aufgießen und zugedeckt 15 Min. dünsten lassen, dabei öfter umrühren.

Paprika und Tomate waschen und klein schneiden, in die Pfanne zugeben und alles bei schwacher Hitze ca. 25–30 Min. weich garen. Danach das Hühnerfleisch herausnehmen, Haut und Knochen ablösen und entfernen. Nun Schlagobers und Sauerrahm einrühren, das Ganze mit dem Pürierstab pürieren und mit Salz und Pfeffer abschmecken.

Das ausgelöste Hühnerfleisch hinzufügen und ganz kurz aufkochen lassen. Zum Servieren mit 1 EL Sauerrahm oder Schlagobers und fein gehacktem Schnittlauch garnieren.

HAUPTSPEISEN MIT FISCH

LACHSFILET MIT SÜSSKARTOFFELN UND BROKKOLI

Zutaten für 2 Portionen:

- 2 Lachsfilets (à ca. 150 g)
- 400 g Brokkoli (frisch oder tiefgekühlt)
- 2 große Süßkartoffeln
- Je 1 Prise Oregano, Salz und Pfeffer
- Maiskeimöl

Zubereitung:

Backofen auf 200° C vorheizen. Lachsfilets waschen und trockentupfen. Frischen Brokkoli putzen und in Röschen schneiden. Süßkartoffeln waschen, einzeln salzen und pfeffern und in Alufolie verpacken. Lachsfilets auf ein Backblech setzen, mit etwas Maiskeimöl bestreichen und mit Salz, Pfeffer und Oregano würzen. Lachs und Süßkartoffeln bei 200° C ca. 20 Min. backen.

Inzwischen Brokkoli in einem Topf mit Wasser (bei Bedarf mit etwas Salz) bissfest garen und mit Lachs und Süßkartoffeln anrichten.

FORELLE AUS DEM OFEN

Zutaten für 4 Portionen:

- 4 Forellen, ausgenommen
- 2–3 EL Olivenöl
- Thymian, Rosmarin, Petersilie (frisch)
- Salz

Zubereitung:

Kräuter waschen und abtropfen lassen. Backofen auf 200° C vorheizen. Fisch unter fließendem Wasser abspülen, leicht abtropfen lassen, innen und außen mit Salz würzen und mit Öl einreiben. Die Bauchhöhle der Forellen mit Thymianzweigen, Rosmarinzweigen und Petersilie füllen. Auf ein mit Backpapier ausgelegtes Blech (oder in einen Bratschlauch) legen und im Backofen etwa 10–15 Min. braten.

KRABBENSALAT

Zutaten für 4 Portionen:

- 2 Gurken
- 100 g Stangensellerie
- 350 g Krabben
- 100 g Sauerrahm
- Salz, Pfeffer
- Saft von ½ Zitrone

Zubereitung:

Gurken waschen und in Scheiben schneiden. Sellerie putzen und fein schneiden.

Die Krabben mit warmem Wasser gut abspülen und mit Gurken und Sellerie in einer Schüssel vermischen. Sauerrahm hinzufügen, alles gut verrühren und mit Salz, Pfeffer und Zitronensaft abschmecken.

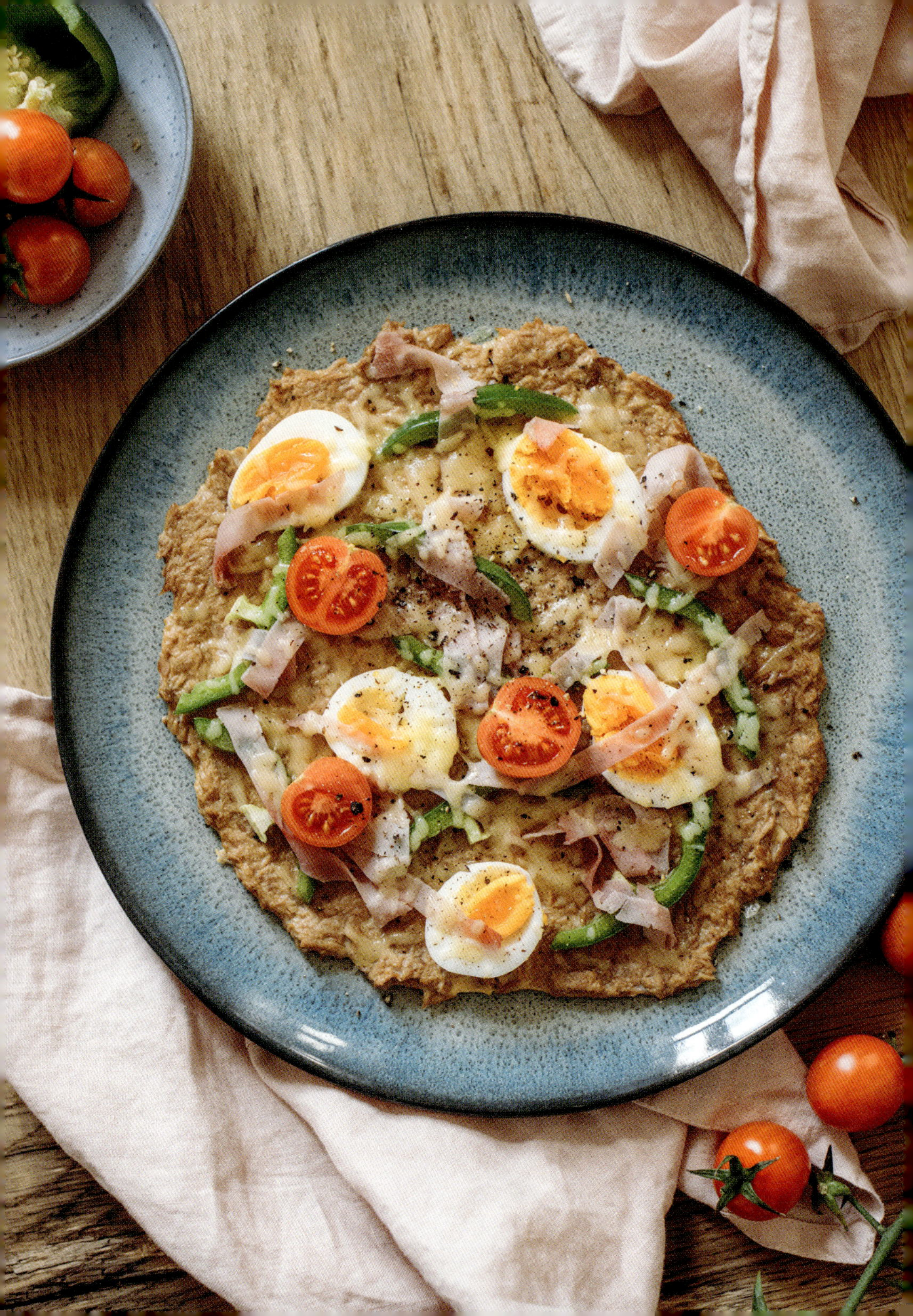

THUNFISCH-PIZZABODEN

Zutaten für 1 Portion:

- 1 Dose Thunfisch im eigenen Saft
- 1 Ei

Zubereitung:

Thunfisch aus der Dose nehmen und gründlich abtropfen lassen. Etwas zerkleinern, in eine Schüssel füllen, Ei darüberschlagen und gut verrühren. Backofen auf 180° C vorheizen. Die Thunfischmasse auf dem Backblech gleichmäßig flach verteilen. 10 Min. vorbacken, aus dem Ofen nehmen und nach Belieben belegen.

Serviertipp: Mit Schinken, Ei, Paprika und geriebenem Käse belegen und weiterbacken, bis der Käse geschmolzen ist.

ZANDERFILET MIT ZUCCHINI

Zutaten für 4 Portionen:

- 4 Zanderfilets
- 2–3 Zucchini
- Saft von 1 unbehandelten Zitrone
- Weißweinessig
- Muskatnuss, gerieben
- Etwas Olivenöl
- Salz, schwarzer Pfeffer

Zubereitung:

Fisch waschen, trockentupfen und mit Zitronensaft beträufeln. Zucchini waschen und in dünne Scheiben schneiden. Olivenöl in einem Topf langsam erhitzen, die Zucchini darin ca. 5 Min. auf beiden Seiten anbraten und mit Salz, Pfeffer und Muskatnuss würzen. Mit Weißweinessig angießen und alles nochmals ca. 5 Min. zugedeckt bei mittlerer Hitze garen.

Die Zanderfilets in einer Pfanne mit etwas Öl 2–3 Min. auf jeder Seite braten. Aus der Pfanne nehmen und mit Salz und Pfeffer würzen. Den Fisch mit dem Gemüse auf Tellern anrichten.

THUNFISCHLAIBCHEN

Zutaten für 1 Portion:

- 1 Dose Thunfisch im eigenen Saft
- 1 Ei
- 100 g geriebene Mandeln
- 1 Schuss Lein- oder Rapsöl
- Salz, Pfeffer, Knoblauch

Zubereitung:

Thunfisch aus der Dose nehmen und gründlich abtropfen lassen. Etwas zerkleinern, Ei darüberschlagen und mit den geriebenen Mandeln in einer Schüssel verrühren. Mit Salz, Pfeffer und Knoblauch verfeinern. Die Masse zu runden Laibchen formen und bei mittlerer Hitze in etwas Öl goldbraun braten.

Serviertipp: Mit Salat, frischem Schnittlauch und Petersilie anrichten.

GARNELENSALAT MIT MAYONNAISE

Zutaten für 4 Portionen:

- 1 Salatgurke
- 4 EL Joghurt
- 1 TL Dill, gehackt
- 1 TL Petersilie, gehackt
- Salz, Pfeffer
- Etwas Zitronensaft
- 1 TL Erythrit
- 300 g Garnelen (fertig gegart)

Für die Mayonnaise:

- 1 Eidotter
- 1 TL englischer Senf
- Salz u. Pfeffer
- Rapsöl

Zubereitung:

Für die Mayonnaise Zutaten mischen und nach Bedarf abschmecken. Die Salatgurke waschen, halbieren, entkernen und in Stifte schneiden.

Mayonnaise mit Joghurt, Dill und Petersilie vermengen, mit Salz, Pfeffer, Erythrit und Zitronensaft würzen. Gurkenstifte und Garnelen zugeben, alles gut vermengen und 1 Std. ziehen lassen. Kalt servieren.

Kombi-Tipp: Die Mayonnaise eignet sich für alle Salate.

MUSCHELN IN TOMATENSAUCE

Zutaten für 4 Portionen:

- Etwas Olivenöl
- 1 Zwiebel, fein gehackt
- 3 rote Chilischoten
- 1 Dose passierte Tomaten
- Salz, frischer Pfeffer
- 2 EL Rotweinessig
- Oregano, Basilikum
- ¼ l Wasser
- 1 ½–2 kg Muscheln

Zubereitung:

In einem großen Topf das Öl langsam erhitzen und die fein gehackte Zwiebel darin glasig dünsten. Chilischoten waschen, Kerne entfernen und klein hacken.

Die passierten Tomaten zur Zwiebel geben. Salz, Pfeffer, Rotweinessig, Oregano, Basilikum, Wasser und klein gehackte Chilischoten untermengen und alles zusammen aufkochen lassen. Schließlich Muscheln zugeben und alles etwa 15 Min. kochen.

Serviertipp: Statt Weißbrot als Beilage Karotten und Gurken in Streifen schneiden und zu den Muscheln genießen.

TINTENFISCHSALAT

Zutaten für 4 Portionen:

- 1 kg Tintenfisch (Oktopus oder Krake), tiefgekühlt
- 1 rote Zwiebel, in Ringe geschnitten
- Lorbeerblätter
- Pfefferkörner
- 1 rote Paprikaschote
- 2 Eier, hart gekocht
- Salz, frischer Pfeffer
- 3 Knoblauchzehen, zerdrückt
- Olivenöl
- Weißweinessig
- Zitronensaft

Zubereitung:

Den Tintenfisch unter fließendem Wasser auftauen lassen. Den Schnabel des Tintenfisches und den Inhalt des Kopfbeutels entfernen und alles in mundgerechte Stücke schneiden. Im Schnellkochtopf mit wenig Wasser, Salz, Zwiebelringen, Lorbeer und Pfefferkörnern ca. 15 Min. kochen und dann abkühlen lassen.

Paprika und Eier in feine Würfel schneiden und mit dem Tintenfisch vermischen.

Mit Knoblauch, Salz, Pfeffer, Weißweinessig und Olivenöl würzen und mindestens 1 Std. ziehen lassen. Danach nochmals mit Salz und Zitronensaft abschmecken.

CALAMARI GEGRILLT

Zutaten für 4 Portionen:

- 1 Bund frischer Rosmarin
- 1 Chilischote
- 1 Tasse Olivenöl
- 1 kg Calamari
- Salz, frischer Pfeffer
- 1 Zitrone, in Spalten geschnitten

Zubereitung:

Für die Marinade Rosmarin abnadeln und die Nadeln fein hacken. Zitrone achteln. Olivenöl mit Rosmarin, Chilischote sowie ½ TL Pfeffer aus der Mühle verrühren.

Die Calamari sauber waschen, Augen und Schnabel entfernen und das durchsichtige Fischbein herausziehen. Eine etwa 140° C heiße Grillplatte mit Olivenöl einpinseln, Calamari auf die Platte legen und mit Olivenöl beträufeln. Nach ca. 4 Min. wenden und mit dem Pinsel die vorbereitete Marinade daraufstreichen. Weitere 4 Min. garen. Mit Salz und evtl. Pfeffer nachwürzen, auf warmen Tellern anrichten und mit Zitronenspalten garnieren.

WOLFSBARSCH MIT ZITRUSFRÜCHTEN

Zutaten für 4 Portionen:

- 4 Wolfsbarschfilets
- 3 EL Zitronenschale, gerieben
- 3 EL Orangenschale, gerieben
- Saft von 1 Zitrone
- 1/8 l Orangensaft, frisch gepresst
- Orangen-/Ingwersalz
- Frische Kräuter nach Belieben (z. B. Thymian, Basilikum)

Zubereitung:

Die Wolfsbarschfilets salzen und in einem Dampfgarer bei ca. 80° C etwa 10 Min. dämpfen. Alternativ kann auch ein Topf mit Dämpfeinsatz verwendet werden.

Frische Kräuter klein hacken und mit der abgeriebenen Zitrusschale vermengen. Den gedämpften Fisch auf Tellern anrichten, mit Orangensalz und Zitrus-Kräuter-Mischung bestreuen, Orangensaft darübergießen und servieren.

VEGETARISCHE HAUPTSPEISEN

GEMÜSEEINTOPF NACH FRANZÖSISCHER ART (RATATOUILLE)

Zutaten für 8 Portionen:

- 3 große Zucchini
- 2 Melanzani
- 6 Paprikaschoten (rot, gelb, orange und grün)
- 2 kg Tomaten
- 2 Zwiebeln
- 4–5 Knoblauchzehen
- 1 TL Basilikumpulver
- 1 TL Thymianpulver
- ½ TL gemahlene Lorbeerblätter
- Olivenöl (oder Maiskeimöl)
- Salz, Pfeffer

Zubereitung:

Gemüse waschen. Zucchini und Melanzani in Würfel schneiden und auf einem Backblech verteilen. Salzen, pfeffern und einen Schuss Olivenöl hinzufügen. Das Ganze mit den Händen gut vermengen und im vorgeheizten Backofen bei 200° C ca. 20 Min. backen.

In der Zwischenzeit Zwiebeln und Knoblauch waschen, schälen und klein schneiden. 1 kg Tomaten in kleine Würfel schneiden und den Rest pürieren. Paprika entkernen und ebenfalls in kleine Würfel schneiden.

Zwiebeln und Knoblauch in einem Topf mit etwas Olivenöl anbraten. Paprika hinzufügen und gut vermengen. Zucchini und Melanzani aus dem Backofen nehmen und in den Topf zugeben. Pürierte Tomaten sowie Tomatenwürfel hinzufügen und das Ganze gut vermischen. Bei Bedarf ein wenig Wasser nachgießen. Gewürze hinzufügen, salzen und pfeffern. 1 Std. köcheln lassen und dabei gelegentlich rühren. Als Hauptspeise oder Beilage warm servieren.

QUINOA-SALAT

Zutaten für 1 Portion:

- 50 g Quinoa, ungekocht
- 100 g Blattsalat
- 50 g Petersilie
- 50 g Gurke
- 50 g Kirschtomaten
- 50 g Karotten
- 50 g Radieschen
- 50 g Avocado
- 1 EL Zitronensaft
- 1 EL Olivenöl
- 10 g Kürbiskerne
- 10 g gehackte Mandeln
- Salz, Pfeffer

Zubereitung:

Quinoa in einem Sieb unter fließendem Wasser abspülen und in einem Topf mit der doppelten Menge Wasser und etwas Salz ca. 15 Min. köcheln lassen. In der Zwischenzeit Salat und Petersilie waschen und klein schneiden. Das restliche Gemüse ebenfalls waschen, evtl. schälen und in kleine Würfel schneiden. Die gekochte Quinoa auf einem Teller abkühlen lassen. Dann Salat, Petersilie, Gemüse und Quinoa in einer Schüssel vermengen, salzen, pfeffern und Olivenöl und Zitronensaft beifügen. Kürbiskerne und gehackte Mandeln hinzufügen und das Ganze gut verrühren. Zum Servieren evtl. noch mit weiteren Kürbiskernen garnieren.

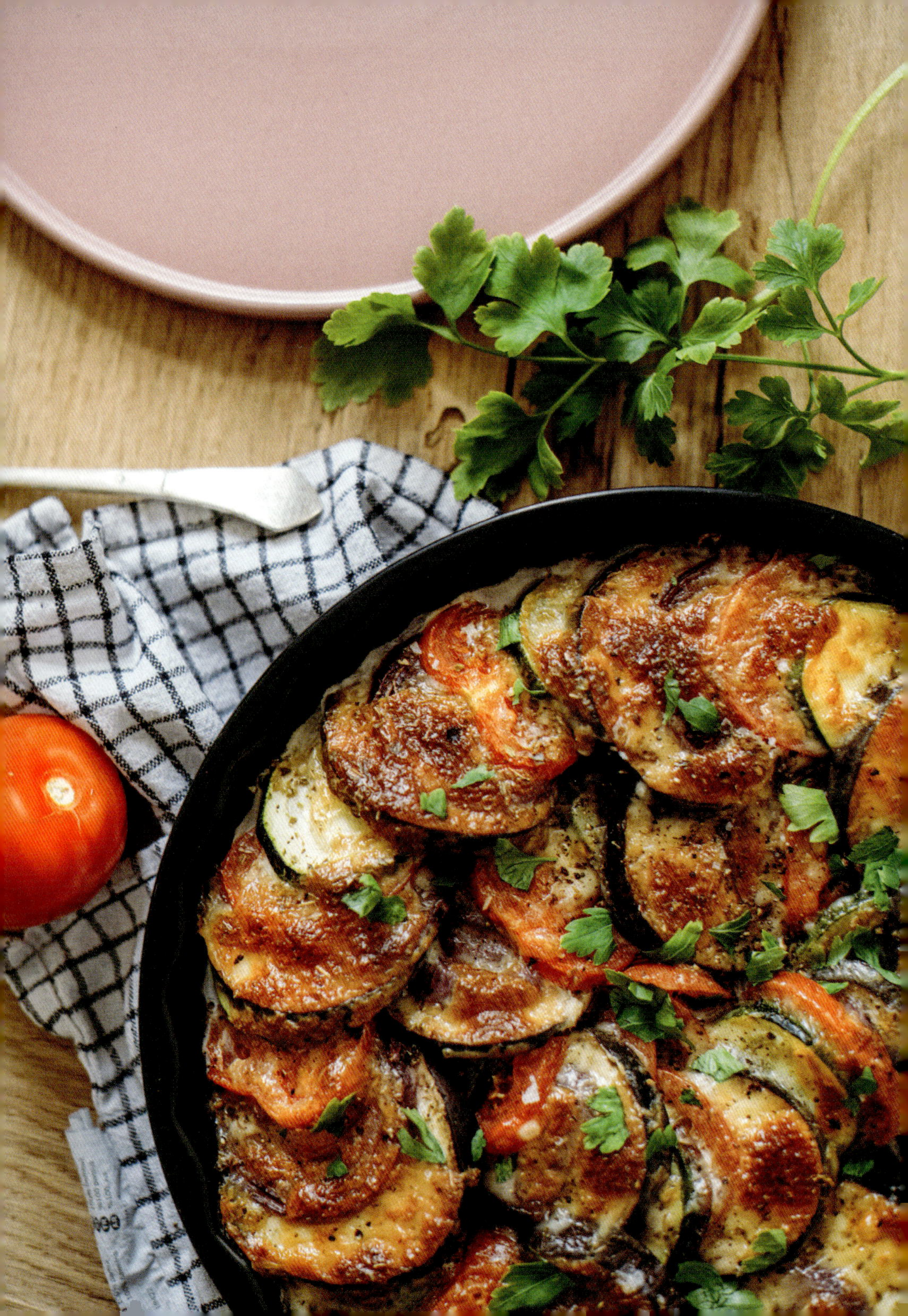

GEBACKENES GEMÜSE

Zutaten für 3 Portionen:

- 1 Melanzani/Aubergine
- 1 Zucchini
- 1 rote Zwiebel
- 2 Tomaten
- Olivenöl für die Form
- Kräuter nach Belieben (z. B. Oregano)
- Mozzarella
- Salz, Pfeffer

Zubereitung:

Backofen auf 180° C vorheizen. Gemüse in gleichmäßig dünne Scheiben schneiden, eine feuerfeste Form mit etwas Öl ausstreichen und das Gemüse abwechselnd übereinanderschichten. Salzen, pfeffern und mit Kräutern bestreuen, Mozzarellascheiben auf dem Gemüse verteilen und das Ganze bei 180° C etwa 45 Min. backen.

CHAMPIGNON-KÜRBIS-PFANNE

Zutaten für 4 Portionen:

- 700 g Kürbisfleisch
- Olivenöl
- Salz, Pfeffer
- 1–2 TL Koriander
- 200 g Lauch
- 400 g Champignons
- Etwas Apfelessig

Zubereitung:

Kürbis schälen, entkernen und das Fleisch in Würfel schneiden. In einer Pfanne mit etwas Öl anbraten, mit Salz, Pfeffer und Korianderpulver bestreuen. Lauch waschen, in Ringe schneiden und zum Kürbis geben. Pilze putzen, in Scheiben schneiden und ebenfalls hinzufügen. Alles zusammen etwa 10–15 Min. dünsten, der Kürbis sollte noch bissfest sein. Mit Apfelessig abschmecken.

ZUCCHINISPAGHETTI AL PESTO

Zutaten für 4 Portionen:

- 250 g Zucchini, mit einem Spiralschneider in feine Streifen geschnitten
- 50 g Pinienkerne
- 3–4 Bund frisches Basilikum
- 3 Knoblauchzehen, fein gehackt
- 2 EL Olivenöl
- Salz, Pfeffer

Zubereitung:

Pinienkerne in einer trockenen Pfanne anrösten. Basilikum waschen und vom Stängel zupfen. Beides mit Knoblauch, Salz, Pfeffer und Olivenöl zu einer Masse mixen. Die Zucchininudeln ca. 2 Min. in kochendem Wasser garen. Nudeln mit dem Pesto auf Tellern anrichten und mit Basilikumblättern garnieren.

TANDOORI-TOFU

Zutaten für 4 Portionen:

- 300 g Tofu
- 1 Stück (ca. 1 cm) frischer Ingwer
- 2 EL Tandoori-Gewürz
- 1 EL Koriandergrün, gehackt
- 1 EL Zitronensaft
- 150 g Magerjoghurt
- Salz, Pfeffer

Zubereitung:

Tofu in Würfel schneiden. Ingwer schälen und möglichst fein würfeln. Tandoori-Gewürz, Ingwer und Koriandergrün sowie Zitronensaft mit Joghurt zu einer cremigen Marinade rühren und mit Salz und Pfeffer abschmecken. Die Tofuwürfel in die Joghurtmarinade legen und zugedeckt im Kühlschrank einige Stunden ziehen lassen.

Backofen auf 200° C vorheizen. Tofuwürfel mit der Marinade in einer ofenfesten Form verteilen und im Backofen 25 Min. garen. Während des Garens ab und zu wenden.

QUINOA-SALAT MIT AVOCADO

Zutaten für 3–4 Portionen:

- 60 g Quinoa
- 1 EL Olivenöl
- Saft von 1 Limette
- 80 g Karfiol/Blumenkohl
- ½ Avocado
- 150 g Cherrytomaten
- 4 Stängel Petersilie
- 100 g Kichererbsen (aus der Konserve, abgetropft)
- Je 1 Msp Meersalz und Pfeffer

Zubereitung:

Quinoa waschen, um die Bitterstoffe abzuspülen. In einem Topf 8–10 Min. in Wasser kochen. Abseihen und zurück in den Topf geben, mit Olivenöl, etwas Limettensaft, Salz und Pfeffer abschmecken.

Blumenkohl über Wasserdampf garen (nicht in Wasser kochen).

Die Avocado halbieren, vom Kern lösen, das Fruchtfleisch in Scheiben schneiden und mit etwas Limettensaft beträufeln. Die Tomaten halbieren, Petersilie abzupfen und die Kichererbsen abspülen. Nun alle Zutaten in einer Salatschüssel vermischen und zuletzt mit Avocadospalten belegen. Mit Salz und Pfeffer würzen.

KICHERERBSENSALAT MIT TOMATEN UND ZWIEBELN

Zutaten für 2 Portionen:

- 200 g Kichererbsen, gegart
- 2 Zwiebeln
- 4 Tomaten
- 2 EL Olivenöl
- Saft von 1 Zitrone
- Je 1 Prise Salz, Pfeffer und Kümmel

Zubereitung:

Zwiebeln und Tomaten waschen. Zwiebeln schälen und klein schneiden. Tomaten klein würfeln. Gekochte Kichererbsen in einer Schüssel mit Zwiebeln und Tomaten verrühren, salzen, pfeffern und Kümmel dazugeben. Olivenöl und Zitronensaft beimengen, das Ganze gut vermischen und anrichten.

BUNTES PFANNENGEMÜSE AUS DEM WOK

Zutaten für 2 Portionen:

- 500 g Gemüse nach Wahl (z. B. Paprika rot, gelb, grün, Brokkoli, Zucchini)
- 4 junge Zwiebeln
- 1 Knoblauchzehe
- 1 Stück frischer Ingwer
- 1 EL Olivenöl
- 1 TL Sambal Oelek (indonesisches Chili)
- 2 EL Sojasauce
- Salz, Pfeffer

Zubereitung:

Gemüse in etwas Salzwasser bissfest garen. Ingwer, Knoblauch und Zwiebeln fein hacken und mit Sambal Oelek in einer Pfanne mit etwas Olivenöl anbraten. Gemüse dazugeben und kurz mit anbraten. Danach mit Sojasauce, Salz und Pfeffer abschmecken.

PIZZA „LOW CARB“

Zutaten für 4 Portionen:

- 500 g Karfiol/Blumenkohl ohne Strunk, in kleine Stücke geteilt
- 2 Eier
- 250 g Käse, gerieben
- Salz, Oregano
- Pizzabelag nach Belieben (z. B. Tomatensauce, Gemüse, Käse)

Zubereitung:

Backofen auf 200° C vorheizen. Blumenkohl mit dem Pürierstab auf Körnchengröße zerkleinern (es soll kein Püree entstehen). Mit verquirltem Ei, geriebenem Käse, Salz und Oregano vermischen.

Backblech mit Backpapier auslegen, aus der Masse einen Pizzaboden formen und auf dem Blech glattstreichen. Bei 200° C ca. 20 Min. backen, anschließend nach Wunsch belegen und weiterbacken, bis der Käse geschmolzen ist.

GEMÜSEREIS

Zutaten für 4 Portionen:

- 150 g Erbsen
- 3 Paprikaschoten
- 3 Tomaten
- 1–2 EL Öl
- 300 g Reis
- 500 ml Wasser

Zubereitung:

Erbsen mit kaltem Wasser abspülen und 5–10 Minuten in kochendem Wasser garen. Paprika und Tomaten waschen, Kerngehäuse und Strunk entfernen und das Gemüse in kleine Stücke schneiden. Öl in einer Pfanne erhitzen und das Gemüse darin anschwitzen.

Die Erbsen abgießen, unterrühren und den Reis unter Rühren dazugeben. Mit etwas Wasser ablöschen und bei mittlerer Hitze 30 Min. garen. Mit Salz und Pfeffer würzen.

ARTISCHOCKENHERZEN MIT ZIEGENKÄSE

Zutaten für 4 Portionen:

- 8 Artischocken (ohne äußere Blätter)
- 1 TL Zitronensaft
- 200 g Ziegenkäse
- Olivenöl
- Basilikum, Oregano (frisch oder getrocknet)

Zubereitung:

In einem Topf 1 Liter Wasser mit Zitronensaft zum Kochen bringen und die Artischocken darin 20 Min. kochen. Anschließend auskühlen lassen (das Heu mit einem Teelöffel entfernen).

Ziegenkäse in einer Schüssel zerkleinern und mit Basilikum oder Oregano würzen. Die Artischocken in eine geölte Auflaufform füllen und den Käse darüber verteilen. Anschließend im Backofengrill 10 Min. überbacken.

LOW-CARB-SPAGHETTI MIT PESTO

Zutaten für 1 Portion:

- 80 g Low-Carb-Spaghetti
- 10 g Pinienkerne
- 15 Stängel Basilikum
- 1 Knoblauchzehe
- 2 EL Olivenöl
- 15 g Parmesan
- Meersalz, Pfeffer

Zubereitung:

Die Spaghetti al dente kochen und durch ein Sieb abgießen.

Die Pinienkerne ohne Öl goldbraun rösten und zum Abkühlen beiseitestellen. Basilikumblätter, Knoblauch, etwa zwei Drittel der Pinienkerne, Olivenöl und Salz in einer Schüssel mit einem Stabmixer pürieren. Mit Salz und Pfeffer abschmecken. Parmesan fein reiben und unterheben.

Spaghetti mit dem Pesto vermischen und mit einigen Pinienkernen und geriebenem Parmesan anrichten.

OKRASCHOTEN IN TOMATENSAUCE MIT KNOBLAUCH UND OLIVENÖL (BÉMIÉ BI ZEIT)

Zutaten für 5 Portionen:

- 1 kg Okraschoten
- 1 kg reife Tomaten
- 2 Zwiebeln
- 2–3 Knoblauchzehen, zerdrückt
- 2 Bund frischer Koriander
- Saft von 2 Zitronen
- Maiskeimöl
- 1 TL Salz
- ½ TL Pfeffer

Zubereitung:

Okraschoten waschen und trocknen lassen. Tomaten waschen, schälen, entkernen und in kleine Würfel schneiden. Koriander waschen und klein hacken. Zwiebeln waschen und schälen, klein schneiden und zusammen mit Knoblauch in einem Topf mit etwas Maiskeimöl anbraten. Okraschoten und Tomaten dazugeben, salzen und pfeffern und alles gut umrühren. Bei Bedarf Wasser zugießen. Koriander beimengen, dann die Temperatur reduzieren, Zitronensaft hinzufügen, alles gut vermengen und köcheln lassen, bis die Okraschoten gar sind.

HUMMUS MIT BROKKOLI UND BLUMENKOHL

Zutaten für 3–4 Portionen:

- 220 g Kichererbsen (aus der Konserve, abgetropft)
- 1 Knoblauchzehe
- 2 TL Tahini aus rohem Sesam
- Saft von ½ Zitrone
- 1 Schalotte
- 50 ml Rotwein
- 200 g Karfiol/Blumenkohl
- 150 g Brokkoli
- 6 Cherrytomaten
- 6 EL Olivenöl
- Meersalz, schwarzer Pfeffer

Zubereitung:

Kichererbsen zunächst gründlich abspülen und abtropfen lassen. Dann mit Knoblauch, Tahini und etwas Wasser in einer Schüssel mit einem Pürierstab sämig rühren. Die Masse mit Zitronensaft, 2 EL Olivenöl, Salz und Pfeffer abschmecken.

Die Schalotte vierteln, mit etwas Olivenöl in einer Pfanne glasig dünsten, mit Rotwein ablöschen und aufkochen lassen. Auf niedriger Flamme kurz weiter köcheln lassen. In einer weiteren Pfanne in etwas Olivenöl die Brokkoli- und Blumenkohlröschen sowie die Tomaten scharf anbraten.

Das Gemüse würzen, Hummus und Gemüse in Schüsseln anrichten und mit etwas Rotweinsauce übergießen.

KÜRBIS-BOWL MIT QUINOA, SALAT UND GURKE

Zutaten für 3–4 Portionen:

- 200 g Kürbis
- 200 g Halloumi
- 50 g rote Paprikaschote
- 1 Schalotte
- 60 g Quinoa
- 100 g Gurke
- 1 Romanasalat
- 2 Stängel frisches Basilikum
- 1 EL Kokosöl
- 1 TL Oregano
- Meersalz, schwarzer Pfeffer

Zubereitung:

Kürbis schälen, Kerne entfernen und in mundgerechte Stücke schneiden. Halloumi würfeln, Paprika putzen und klein schneiden. Schalotte schälen und fein hacken.

Quinoa in einem Sieb abspülen und 8–10 Min. zugedeckt köcheln lassen. Wasser abgießen und mit Salz und Pfeffer würzen.

Salat, Gurke und Basilikum waschen. Salat und Gurke klein schneiden, Basilikum abzupfen. Alles miteinander vermengen.

Das Kokosöl in einer Pfanne erhitzen. Darin Schalotte, Kürbis, Halloumi und Paprika braten. Mit Oregano, Salz und Pfeffer würzen.

Kürbispfanne und Salat in zwei separaten Schüsseln anrichten.

WOK-PFANNE MIT KOFU

Zutaten für 3–4 Portionen:

- 50 g Brokkoli
- 60 g rote Paprika
- 1 Packung Kofu pur (Tofu aus Kichererbsen)
- 150 g Chinakohl
- 2 Tomaten
- ½ Chilischote
- 4 Champignons braun
- 4 Stängel frischer Koriander
- 1 Knoblauchzehe
- 2 EL Erdnussöl
- 1 TL Thai-Curry-Paste rot
- 6 EL Sojasauce
- 1 EL Honig
- 200 ml Wasser
- ½ TL Fünf-Gewürze-Pulver
- Salz, Pfeffer
- ½ Limette
- Je ½ TL Sesam hell und Sesam schwarz

Zubereitung:

Brokkoli waschen und abtropfen lassen. Paprika putzen und klein schneiden. Kofu in Würfel schneiden. Chinakohl in Streifen schneiden. Tomaten und Chili klein hacken. Champignons putzen und in Scheiben schneiden. Koriander waschen und die Blätter abzupfen. Knoblauch fein hacken.

Wokpfanne mit 1 EL Erdnussöl erhitzen. Kofuwürfel darin knusprig braten, herausnehmen und warm stellen.

Currypaste, Knoblauch, Brokkoli und Paprika in die Wokpfanne geben. Champignons und Chili hinzufügen und anbraten.

In einer Schale Sojasauce, Honig und Wasser verrühren. Danach Tomaten und Chinakohl in die Wokpfanne zugeben, Soja-Honig-Wasser darübergießen und alles zusammen bei mittlerer Hitze köcheln lassen. Mit Fünf-Gewürze-Pulver, Salz, Pfeffer und Limettensaft abschmecken. In einer Schüssel anrichten, mit Koriander und Sesam bestreuen und zuletzt die Kofuwürfel dazugeben.

BEILAGEN

LIBANESISCHER PETERSILIENSALAT (TABBOULÉ)

Zutaten für 8 Portionen:

- 6 Bund kleinblättrige Petersilie
- 2 Bund frische Minze
- 1 kg Tomaten
- 1 weiße Zwiebel
- 100 g Bulgur (Weizenschrot), roh
- Saft von 3–4 Zitronen
- 200 ml Olivenöl
- 1 TL Salz
- 1 Prise Pfeffer
- Kohl- oder Salatblätter zum Garnieren

Zubereitung:
Blätter der Petersilie und Minze von den Stielen zupfen, in einem Sieb unter fließendem Wasser gründlich abspülen und abtropfen lassen. Gut abtrocknen und fein hacken. Tomaten in kleine Würfel schneiden. Zwiebeln sehr fein hacken, salzen und pfeffern. Petersilie, Minze, Zwiebeln und Tomaten in eine große Schüssel geben und Bulgur hinzufügen. Zitronensaft und Olivenöl beimengen und das Ganze gut verrühren. Bei Bedarf nachsalzen. Anschließend mit Kohl- oder Salatblättern servieren.

SELLERIEPÜREE

Zutaten für 4 Portionen:

- 1 kg Knollensellerie
- 200 ml Gemüsesuppe (Brühe)
- 200 ml Kokosmilch
- Lorbeerblätter
- Muskatnuss, frisch gemahlen
- Cayennepfeffer
- Salz, Pfeffer

Zubereitung:
Sellerie waschen, schälen und in kleine Stücke schneiden. Mit Kokosmilch und Suppe in einen Topf geben und 20 Min. garen. Anschließend abseihen und die Selleriestücke pürieren. Bei Bedarf ein wenig vom Sud beimengen, um die Konsistenz anzupassen. Mit Muskat, Cayennepfeffer, Salz und Pfeffer würzen.

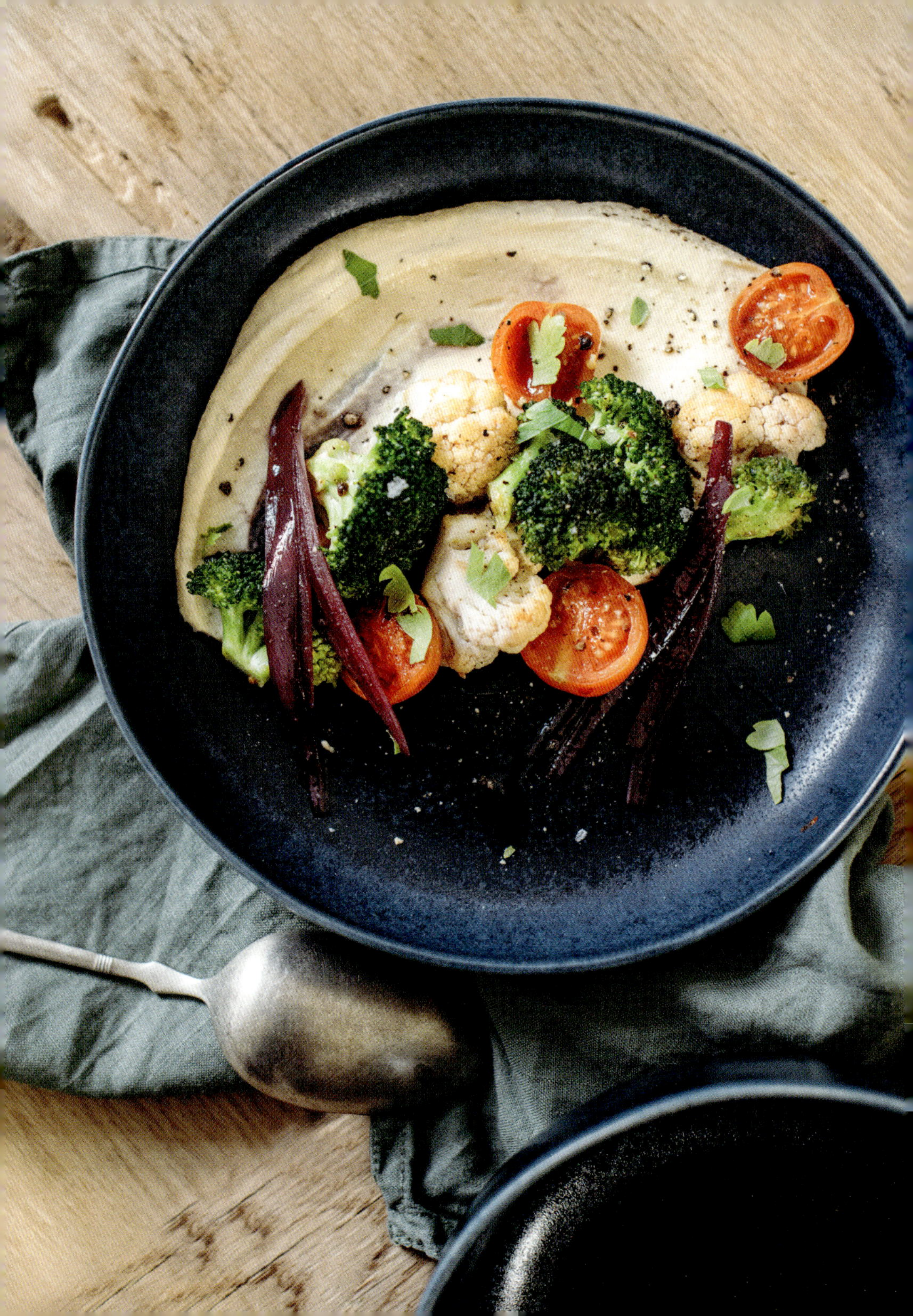

HUMMUS (KICHERERBSENMUS)

Zutaten für 1 Portion:

- 80 g Kichererbsen (roh oder aus der Dose)
- 1 EL Tahini (Sesampaste)
- 1 EL Olivenöl
- 1 Schuss Zitronensaft
- 1 Eiswürfel oder etwas eiskaltes Wasser
- Salz, Pfeffer
- Knoblauch (optional)

Zubereitung:

Rohe Kichererbsen zunächst über Nacht in kaltem Wasser einweichen. Danach in einem Topf mit Wasser übergießen und bei hoher Temperatur gar kochen. Alternativ Kichererbsen aus der Dose in einem Sieb unter fließendem Wasser abspülen und abtropfen lassen.

Anschließend Kichererbsen mit den restlichen Zutaten in einem Mixer cremig rühren. Den fertigen Hummus in eine Schale füllen und je nach Geschmack pur oder mit etwas Olivenöl servieren.

Tipp: Dieses cremige Kichererbsenmus eignet sich perfekt als Beilage oder als Dip für zwischendurch. Für optimalen Geschmack verwenden Sie am besten frisch gekochte Kichererbsen.

AUBERGINEN GEBRATEN

Zutaten für 4 Portionen:

- 700 g Melanzani/Auberginen
- 2 EL Salz
- 1 Prise Pfeffer
- Saft von 1 Zitrone
- 200 g Dinkelmehl
- 4 Knoblauchzehen, gepresst
- 1 Tasse Olivenöl (heiß gepresst)

Zubereitung:

Melanzani in Scheiben schneiden, mit Salz bestreuen und 10 Min. im Kühlschrank ziehen lassen. Dann unter fließendem Wasser abspülen, trockentupfen, mit Zitrone beträufeln und nochmals 10 Min. ziehen lassen. Anschließend salzen, pfeffern und in Mehl wenden.

Olivenöl in einer Pfanne erhitzen, Knoblauch dazugeben und die Melanzanischeiben darin goldgelb braten.

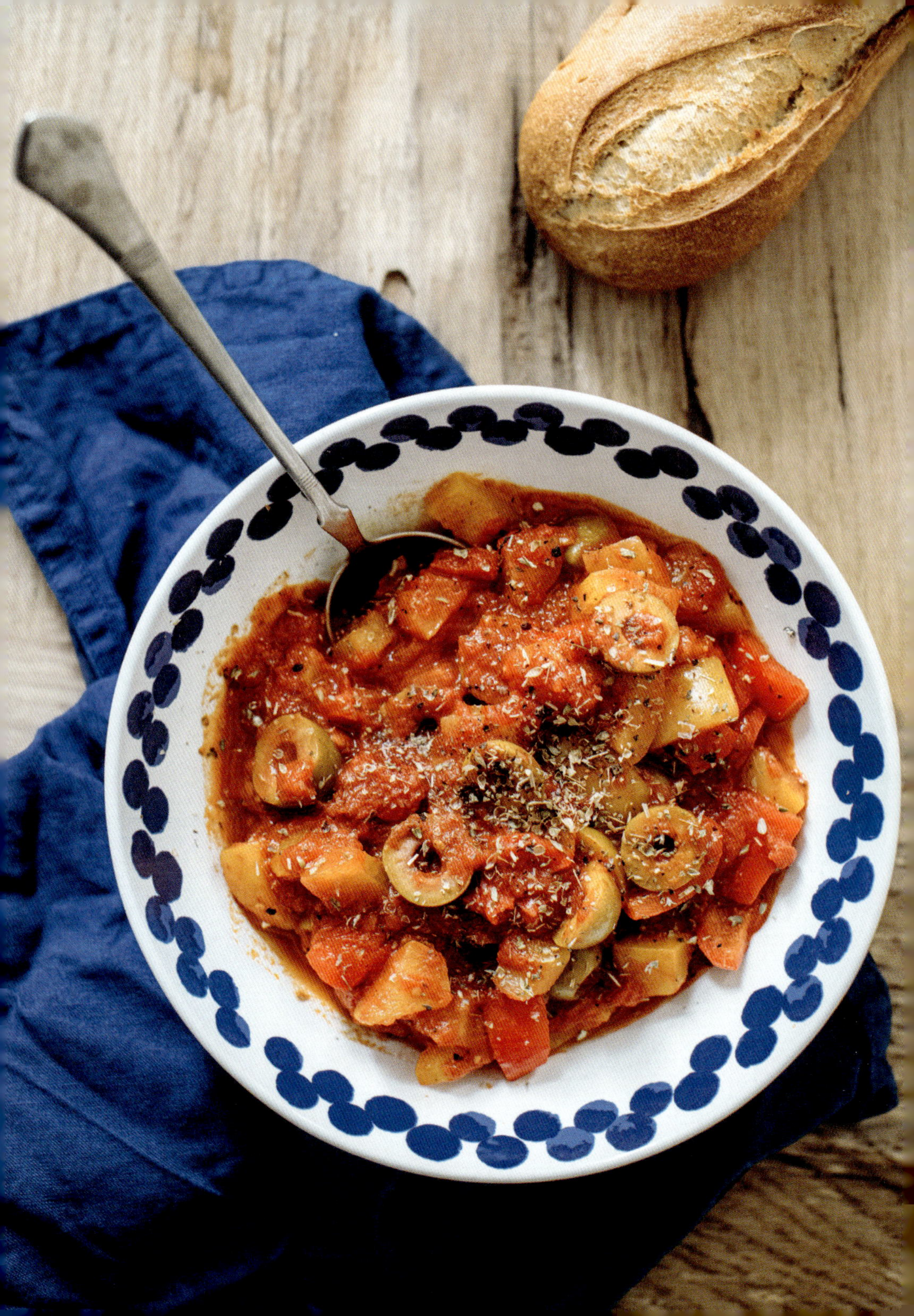

PEPERONATA

Zutaten für 4 Portionen:

- 500 g Tomaten
- 3–4 Paprikaschoten (rot, gelb, grün gemischt)
- 10–12 Oliven
- Olivenöl
- Weißweinessig
- Oregano
- Cayennepfeffer
- Salz, Pfeffer aus der Mühle

Zubereitung:

Tomaten in einem Topf mit kochendem Wasser kurz überbrühen, enthäuten, vierteln und würfeln. Paprikaschoten waschen, halbieren, Kerne und Trennwände entfernen und grob schneiden. Oliven halbieren.

In einem Topf Olivenöl sanft erhitzen, die Paprikastücke zugeben und anbraten. Mit Essig beträufeln, einmal kräftig aufkochen und mit Salz, Pfeffer, Oregano und Cayennepfeffer würzen. Danach Tomatenwürfel und Oliven untermischen. Den Topf zudecken und das Gemüse auf kleiner Flamme etwa 20 Min. köcheln lassen.

GURKEN-RADIESCHEN-SALAT

Zutaten für 2 Portionen:

- 300 g Salatgurke, in feinen Scheiben
- 4 Radieschen, in feinen Scheiben
- 1 TL Zitronensaft
- 1 EL Apfelessig
- Etwas Erythrit
- Salz, Pfeffer
- Chiliflocken

Zubereitung:

Alle Zutaten vermischen und im Kühlschrank 20 Min. kalt stellen. Zum Anrichten mit Chiliflocken bestreuen.

DESSERTS

CHIA-BOWL MIT BANANE UND KIWI

Zutaten für 3–4 Portionen:

- 15 g Chiasamen
- 150 ml Kokosmilch
- 1 Msp Bourbon-Vanille, gemahlen
- 10 g Pinienkerne
- 50 g Banane
- 1 Kiwi
- 1 TL Leinsamen, geschrotet
- 1 TL Sesam
- 1 TL Kokosraspel
- 1 EL Gojibeeren

Zubereitung:

Chiasamen, Vanille und Kokosmilch in einer Schale verrühren und 10 Minuten quellen lassen.

Die Pinienkerne in einer Pfanne ohne Öl goldbraun rösten und beiseite stellen. Kiwi und Banane schälen und in Scheiben schneiden. Zusammen mit Leinsamen, Kokosraspel, Sesam und Gojibeeren in den Chia-Pudding einrühren. Zuletzt mit Pinienkernen bestreuen.

INGWER-ORANGEN-SORBET

Zutaten für 4 Portionen:

- 60 ml Wasser
- 4 EL Erythrit oder anderes Süßungsmittel
- 25 g frischer Ingwer, geschält und gerieben
- 200 ml Orangensaft, frisch gepresst
- Saft von 1 Limette
- 1 Orange
- Einige Blätter frische Minze

Zubereitung:

Wasser mit Süßungsmittel aufkochen, Ingwer, Orangen- und Limettensaft einrühren und die Mischung pürieren. Durch ein Sieb in eine Schüssel gießen, zudecken und 5 Std. im Gefrierfach kalt stellen. Wenn möglich, stündlich durchrühren.

Zum Servieren mit einem Löffel portionieren und mit Minze und Orangenstücken garnieren.

CHIA-PUDDING

Zutaten für 1 Portion:

- 15 g Chiasamen
- 30 g Whey-Proteinpulver (Vanille oder Schoko)
- 180 ml Mandelmilch ungesüßt

Zubereitung:

In einer Schüssel Mandelmilch mit Proteinpulver und Chiasamen verrühren. Zugedeckt für ca. 3 Std. im Kühlschrank kalt stellen, dann erst servieren.

Serviertipp: Mit frischen Beeren und etwas Erythrit verfeinern.

WILDKRÄUTER-EIS

Zutaten für 3–4 Portionen:

- 3 Bananen
- 50 g Wildkräuter (Brennnessel, Löwenzahn, Waldmeister etc.)
- Pfefferminze
- 2 EL Cashewmus
- 4 EL Erythrit
- Kürbiskerne zum Garnieren

Zubereitung:

Bananen schälen und 2 Std. im Tiefkühlfach gefrieren lassen. Die Kräuter mit Cashewmus und Erythrit pürieren. Nach der Kühlzeit Bananenstücke dazugeben und alles zusammen pürieren, bis eine gleichmäßige Masse entsteht. Zum Servieren mit Kürbiskernen bestreuen.

CRÈME BRÛLÉE

Zutaten für 4 Portionen:

- 600 ml Schlagobers/Schlagsahne
- 1 Vanilleschote
- 6 Eigelb
- 5 EL Erythrit sowie 2 EL Erythrit für das Karamell
- 1 Schuss Zitronensaft
- Außerdem: Gratinförmchen, Brenneisen oder Lötlampe zum Karamellisieren

Zubereitung:

Für die Crème brûlée Vanilleschote auskratzen. Schlagobers mit Vanilleschote und Mark erwärmen und bei niedriger Hitze ca. 15 Min. ziehen lassen. Die Schote herausnehmen.

Eigelb und Erythrit in einer Schüssel verrühren. Vanillerahm unterrühren. Die Mischung über dem köchelnden Wasserbad cremig rühren, dabei sollten sich keine Blasen bilden. Die Masse in Gratinförmchen füllen und 4–5 Std. kühl stellen.

Die eisgekühlte Creme dünn mit Zuckerersatz bestreuen und diesen sofort karamellisieren. Es soll eine hauchdünne Schicht aus Karamell entstehen. Die Creme sofort servieren.

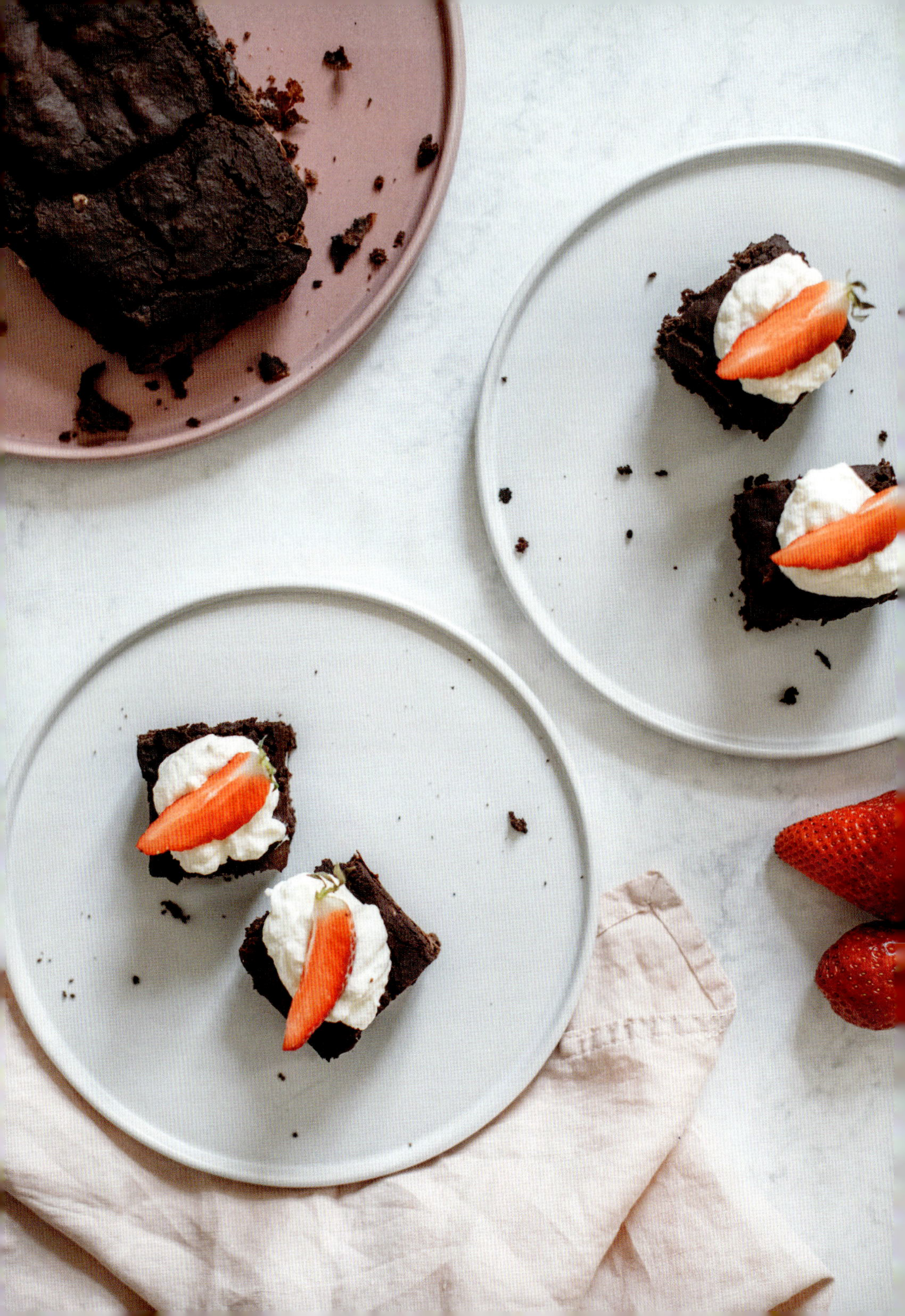

PROTEIN-BROWNIES

Zutaten für 8 Portionen:

- 10 g Backkakao
- 2 TL Backpulver
- 30 g Whey-Proteinpulver Schoko
- 10 g Erythrit
- 1 Ei
- 1 Dose rote Kidneybohnen
- 50 ml Milch (1,5 % Fett)

Zubereitung:

Zuerst die trockenen Zutaten in einer kleinen Schüssel verrühren. Die Bohnen gut waschen und mit dem Zerkleinerer oder dem Pürierstab verarbeiten. Mit Milch und Ei vermischen und anschließend die trockene Zutatenmischung beigeben. Nochmals gut pürieren.

Eine Backform mit Backpapier auslegen, die Masse einfüllen und glattstreichen. Im vorgeheizten Backofen bei 200° C ca. 18 Min. backen. Abkühlen lassen und anschließend in 8 einzelne Brownies schneiden.

Serviervorschlag: Frische Erdbeeren halbieren. Auf jeden Brownie 1 TL Topfen/Quark setzen und mit ½ Erdbeere verzieren.

BANANEN-COOKIES

Zutaten für 2–3 Portionen:

- 70 g Haferflocken fein
- 1 reife Banane
- 30 g Whey-Proteinpulver
- 2 TL Honig
- 1 EL Zimt
- Kokosfett

Zubereitung:

Banane mit der Gabel zerdrücken. Proteinpulver, Honig und Zimt verrühren. Beides vermischen, zum Schluss die Haferflocken zugeben und die Masse kurz ziehen lassen.

In einer Pfanne ca ½ cm Kokosfett auf mittlerer Stufe erhitzen. Aus der Masse kleine Bällchen formen und in der Pfanne vorsichtig ca. daumendick flach drücken. Im schwimmenden Fett kurz von beiden Seiten goldbraun backen.

Serviertipp: Zusammen mit Apfelmus ein Traum zur Kaffeejause.

PROTEIN-EIS

Zutaten für 6 Portionen:

- 100 g Naturjoghurt (1,5 % Fett)
- 100 g Skyr natur (isländisches Milchprodukt)
- 60 g Whey-Proteinpulver (Geschmack nach Wahl)
- 30 g Erythrit (Xucker light)
- Außerdem: Eisformen

Zubereitung:

Joghurt, Skyr, Proteinpulver und Erythrit miteinander verrühren. Die Masse in Formen gießen und für 5–6 Std. ins Gefrierfach stellen.

Serviertipp: Frische Früchte klein schneiden und vor dem Einfrieren unter die Masse mischen.

PFANNKUCHEN OHNE MEHL UND ZUCKER

Zutaten für 4 Portionen:

- 200 g Frischkäse
- 5 Eier
- 5 EL Erythrit
- Salz
- Zimt
- Vanille, gemahlen
- 3 EL Kokosöl
- Erythrit als Puderzucker

Zubereitung:

Mit einem Stabmixer alle Zutaten (außer Kokosöl und Puderzucker) pürieren. Kokosöl in der Pfanne erhitzen und aus dem Teig Pfannkuchen backen. Zum Anrichten mit Erythrit bestäuben.

Serviertipp: Mit zuckerfreier Marmelade (Konfitüre) genießen.

Alternative: Statt mit Erythrit, Vanille und Zimt mit Salz, Pfeffer und Kräutern würzen und nach Pizza-Art belegen.

KUCHEN UND TORTEN

HEIDELBEER-PROTEIN-PANCAKES

Zutaten für 2–3 Portionen:

- 1 reife Banane
- 250 g Magertopfen/Magerquark
- 60 g Whey-Proteinpulver (Vanille oder Schoko)
- 1 Eigelb
- 100 g Haferflocken fein
- 50 g Heidelbeeren
- Kokosfett zum Ausbacken

Zubereitung:

Die Banane mit der Gabel zerdrücken. Topfen, Proteinpulver und Eigelb untermischen. Die Haferflocken einrühren. Zum Schluss vorsichtig die Heidelbeeren unterheben und die Masse einige Zeit stehen lassen.

In einer Pfanne etwa ½ cm Kokosfett auf mittlerer Stufe erhitzen. Mit den Händen aus der Masse kleine Kugeln formen und diese in der Handfläche flach drücken. Im heißen Fett kurz von beiden Seiten goldbraun backen.

Serviervorschlag: Zum Kaffee oder Brunch mit frischen Früchten servieren.

RIEGEL MIT GOJIBEEREN

Zutaten für 4 Portionen:

- 30 g Gojibeeren
- 100 g Mandeln
- 100 g Cashewkerne
- 65 g Datteln, entsteint
- 80 g Banane
- 100 g Haferflocken
- 30 g Blütenhonig
- 30 ml Kokosfett
- 40 g Leinsamen, geschrotet
- 100 ml Leitungswasser

Zubereitung:

Gojibeeren in einer Schale mit Wasser etwas einweichen. Mandeln, Cashewkerne und Datteln grob hacken. Banane schälen und mit der Gabel zerdrücken.

Mandeln, Cashews, Haferflocken, Honig, Kokosfett, Leinsamen, Datteln, Banane und Gojibeeren mit etwas Wasser in eine Schüssel geben und mit den Händen verkneten. Eine Auflaufform mit Backpapier auslegen, die Masse einfüllen und festdrücken.

Im vorgeheizten Backofen bei 175° C 10 Min. backen. Aus dem noch warmen Teig gleich große Riegel schneiden und abkühlen lassen.

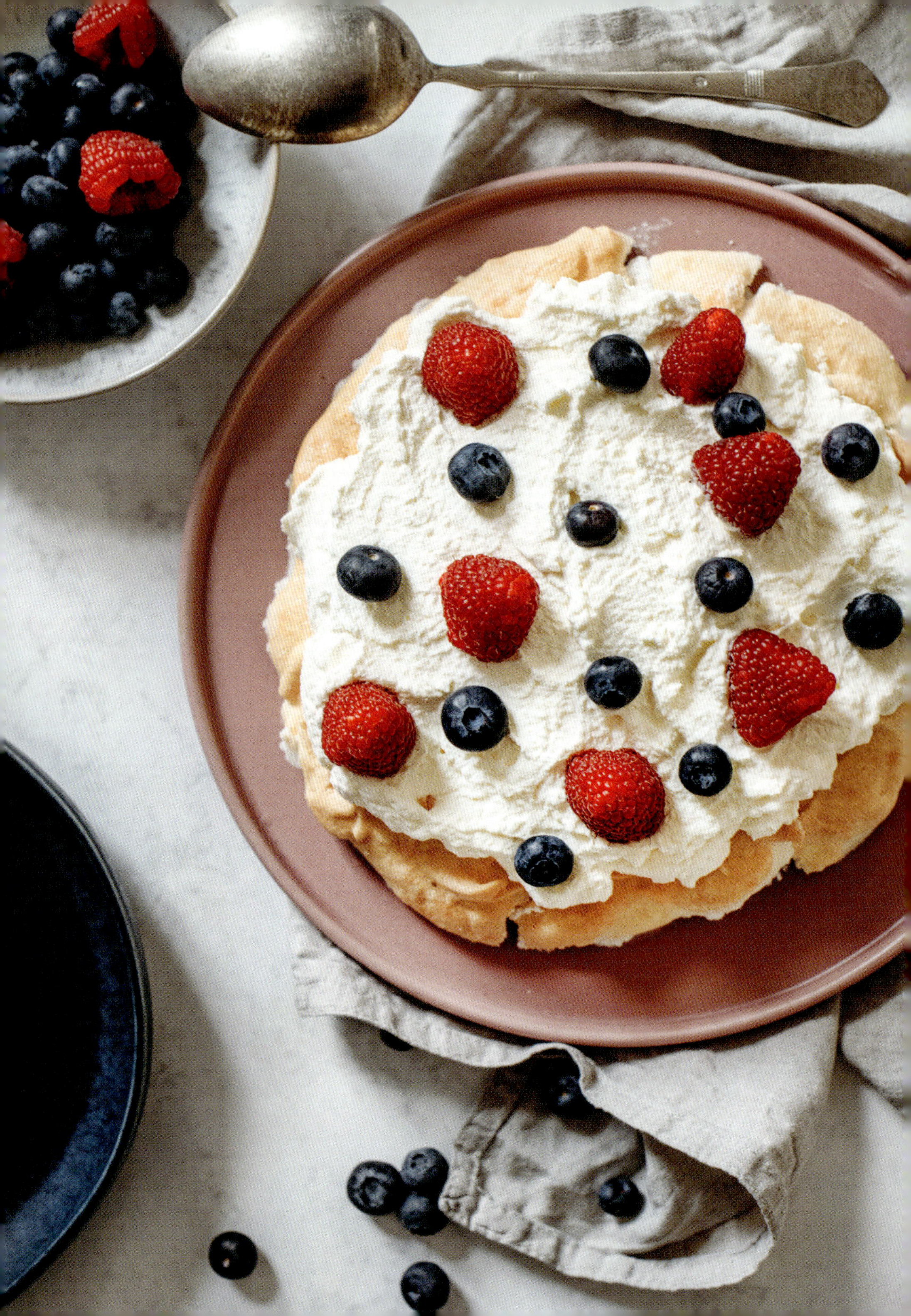

PAVLOVA MIT BEEREN

Zutaten für 1 Torte:

- 3 Eiweiß
- 1 Prise Salz
- 250 g Erythrit
- 1 Pkg echte Vanille
- 1 Becher Schlagobers/Schlagsahne
- 1 Schuss Zitrone
- 300 g Beeren (frisch oder tiefgekühlt)

Zubereitung:

Eiweiß mit 1 Prise Salz zu steifem Schnee schlagen, bis er Nocken wirft, anschließend Erythrit und Vanille nach und nach mit dem Handrührgerät in die Masse einarbeiten.

Eischnee auf einem Backblech in Tellerform bringen (ca. 3 cm hoch) und anschließend im vorgeheizten Backofen bei 110° C (Ober- und Unterhitze) ca. 1 Std. trocknen lassen.

Inzwischen Schlagobers aufschlagen und Beeren auftauen lassen. Eiweißplatte aus dem Ofen nehmen und auskühlen lassen. Schlagobers auf der Platte verteilen und mit Beeren belegen.

MANDELKUCHEN

Zutaten für 1 Kuchen:

- 2 Eiweiß
- 30 g Whey-Proteinpulver
- 100 g gemahlene Mandeln
- ½ Pkg Backpulver
- 50 g Erythrit

Zubereitung:

Eiweiß steif schlagen. Die trockenen Zutaten miteinander vermengen und langsam unter ständigem Rühren unterheben.

Backofen auf 200° C vorheizen. Die Masse auf dem Backpapier verteilen und 1 cm dick auf Kreisform ausstreichen. Ca. 15–20 Min. backen.

Serviertipp: Pur zum Kaffee oder mit Früchten der Saison verfeinert genießen.

HIGH-PROTEIN CHEESECAKE

Zutaten für 1 Portion:

- 1 EL (10 g) Puddingpulver Vanille
- 30 g Whey-Proteinpulver Vanille
- 1 Ei
- 50 g Magertopfen/Magerquark
- 10 g Erythrit
- 50 g eingelegte Mandarinen

Zubereitung:

Topfen mit den restlichen Zutaten in einer Schüssel gut vermengen. Danach die Mandarinen locker unterheben. Bei 600 Watt für 4 Min. in die Mikrowelle stellen, etwas abkühlen lassen und stürzen.

Serviertipp: Mit frischen Früchten verzieren.

ÜBERSICHT: ZUCKERERSATZSTOFFE

Erythrit – die kalorienfreie Alternative

Erythrit wird durch Fermentation aus Traubenzucker hergestellt. Es ist kalorienfrei und hat nur geringen Einfluss auf Blutzucker- und Insulinspiegel. Verglichen mit anderen Zuckeralkoholen kommen die typischen Nebenwirkungen Durchfall oder Blähungen selten vor. Es ist nicht ganz so süß wie Zucker.

Xylit (Birkenzucker) – die zahnfreundliche Alternative

Xylit hat 40 Prozent weniger Kalorien als Zucker, ist aber nicht wesentlich süßer als dieser und damit als Ersatzstoff geeignet. Außerdem beeinflusst es den Blutzuckerhaushalt weniger stark als normaler Zucker. Darüber hinaus hemmt Xylit nachweislich Karies.

Stevia – der gesündere Zuckerersatz?

Stevia ist ein pflanzlicher Zuckerersatz und bis zu 300-mal süßer als Haushaltszucker, kalorienfrei und verursacht keine Karies. Die Extraktion des weißen Pulvers aus den Blättern der Stevia-Pflanze ist jedoch nur mit viel Chemie möglich, es gibt daher kein Bio-Stevia. Ein Wundermittel, wie es anfangs beschrieben wurde, ist Stevia daher nicht.

Kokosblütenzucker

Das größte Argument für Kokosblütenzucker als Zuckerersatz ist sein niedriger glykämischer Index. Laut Werbeaussage soll er den Blutzuckerspiegel nur langsam ansteigen lassen, wodurch weniger Insulin verstoffwechselt wird und Heißhungerattacken vermieden werden können.

Hinweis: Reissirup, Agavensirup, Honig, sowie künstliche Süßungsmittel wie Saccharin oder Aspartam sind nicht die erste Wahl.

KLEINES KÜCHENLEXIKON

al dente	bissfest
Erythrit	Süßungsmittel
Hülsenfrüchte	stärkehaltige Lebensmittel wie Linsen, Erbsen und Bohnen, die dem Körper pflanzliches Eiweiß und wertvolle Ballaststoffe liefern
Kefir	Getränk aus gegorener Milch
Kraut	Kohl
Kofu	Tofu, der aus Kichererbsen hergestellt wird und somit vegan, aber sojafrei ist
Kurkuma	Gewürz aus der Kurkuma (Gelbwurz)
Pancakes	Pfannkuchen, Eierkuchen
Papadam	dünne Fladen aus Linsenmehl, erhältlich in Asia-Shops
Sambal Oelek	Würzsauce auf Chili-Basis
Sauerrahm	saure Sahne; 15 % Fettanteil
Schalotte	kleine Zwiebel
Schlagobers	Schlagsahne, süße Sahne; 36 % Fettanteil
Semmel	Brötchen, Weißbrot
Skyr	isländisches Milchprodukt aus Kuh- oder Schafsmilch, das sich durch hohen Eiweiß- und niedrigen Fettgehalt auszeichnet
Tahini, Tahin	Sesammus

ABKÜRZUNGEN

EL	Esslöffel
ggf.	gegebenenfalls
g	Gramm
l	Liter
Msp	Messerspitze
µg	Mikrogramm
mg	Milligramm
ml	Milliliter
Min.	Minuten
Pkg	Packung
Std.	Stunde/n
TL	Teelöffel
ca.	zirka, ungefähr

WICHTIGE FACHAUSDRÜCKE

Adipokine	eine Gruppe stoffwechselaktiver Proteine aus dem Fettgewebe, darunter Zytokine oder Peptidhormone. Das erste Adipokin, Leptin, wurde 1994 entdeckt
Adipositas	Fettleibigkeit (lat. adeps = Fett), Fettsucht oder Obesitas ist eine Ernährungs- und Stoffwechselkrankheit mit starkem Übergewicht
Alopezie	Haarausfall, z. B. Haarausfall bei Männern bzw. bei Frauen durch männliche Hormone ausgelöst.
Androgene	synthetische oder natürliche Hormone, die die Entwicklung der männlichen Geschlechtsmerkmale steuern. Biochemisch gesehen sind die Androgene der Frau exakt die gleichen wie beim Mann, ihre Konzentration ist jedoch wesentlich geringer
Anovulation	Ausbleiben des Eisprungs (Ovulation) im weiblichen Zyklus. In diesem Fall spricht man von einem anovulatorischen Zyklus. Chronische Anovulation ist eine häufige Ursache für weibliche Unfruchtbarkeit
Cushing-Syndrom	übermäßige Konzentration von Glucocorticoiden (Cortisol) im Blut, geht u. a. mit erhöhtem Blutzuckerspiegel und bei chronischer Form mit typischen Körperformänderungen einher
DHA	Docosahexaensäure, eine Form von Omega-3-Fettsäuren
endokrin	endokrin sind Drüsen oder Drüsenzellen, die ihre Stoffe (Hormone) direkt ins Blut abgeben
EPA	Eicosapentaensäure, eine Form von Omega-3-Fettsäuren
ESHRE	European Society of Human Reproduction and Embryology; Fachgesellschaft, die sich der Reproduktionsmedizin und Embryologie widmet
Fertilität	Fruchtbarkeit
Freie Fettsäuren (FFS)	Bei der Fettverbrennung werden die freien Fettsäuren (FFS), die bei der Aufspaltung des Speicherfetts im Körper entstehen, mit Hilfe von Sauerstoff verbrannt
Hirsutismus	starke Körperbehaarung bei Frauen an Stellen, die typisch für die männliche Körperbehaarung sind, etwa Kinn und Oberlippe („Damenbart"), Wangen, Oberarme, Rücken und Bauch. Mögliche Auslöser sind etwa hormonelle Erkrankungen oder Tumoren
Hyperandrogenämie	erhöhte Spiegel männlicher Geschlechtshormone im Blut als Folge einer vermehrten Bildung bzw. Ausschüttung oder auch eines verminderten Abbaus

ketogen	Die Ketogene Diät ist eine Ernährungsform, bei der fast komplett auf Kohlenhydrate (Brot, Nudeln etc.) verzichtet wird. Dadurch soll der Körper gezwungen werden, die benötigte Energie aus den Fettdepots zu ziehen
LH/FSH-Ratio	Beim PCOS findet sich üblicherweise ein erhöhtes LH bei normwertigem FSH, dementsprechend das Verhältnis dieser beiden Hormone häufig größer als 2
metabolisch	im Stoffwechsel entstanden oder stoffwechselbedingt
Metabolisches Syndrom	Symptomkomplex aus starkem Übergewicht mit meist bauchbetonter Fetteinlagerung (Adipositas), Bluthochdruck, erhöhtem Blutzuckerspiegel (gestörter Zuckerstoffwechsel) und gestörtem Fettstoffwechsel
Ovar	Eierstock. Im paarigen Eierstock werden Eizellen ausgebildet, die während der Geschlechtsreife monatlich ausgestoßen werden (Ovulation). Eine weitere wichtige Aufgabe des Ovars ist die Produktion und Sekretion von weiblichen Geschlechtshormonen
Ovarialzyste	Eine Zyste am Eierstock (Ovarialzyste) ist ein teilweise mit Flüssigkeit oder Gewebe gefüllter Hohlraum an den Eierstöcken
Phänotyp	Erscheinungsbild eines Organismus, d. h. seine tatsächlichen Eigenschaften, unabhängig davon, ob sie vererbt oder erworben wurden. Die genetische Ausstattung eines Organismus, die durch seine DNA bestimmt wird, nennt man hingegen Genotyp
Sexualhormon-bindendes-Globulin (SHBG)	von der Leber gebildeter Bluteiweißstoff, der Testosteron, Dihydrotestosteron sowie Östrogene im Blut bindet, speichert und transportiert. Die Messung von SHBG im Blut stellt eine Zusatzuntersuchung im Rahmen der Abklärung von Störungen der Geschlechtshormone dar
Testosteron	Sexualhormon (Androgen), das bei beiden Geschlechtern vorkommt, sich aber in Konzentration und Wirkungsweise bei Mann und Frau unterscheidet. Bei Männern wird Testosteron zum größten Teil im Hoden produziert. Bei Frauen produzieren die Eierstöcke und die Nebennierenrinde geringe Mengen an Testosteron
viszerales Fett	(lat. viscera = Eingeweide), auch intraabdominales Fett genannt, ist das in der freien Bauchhöhle eingelagerte Fett und umhüllt die inneren Organe vor allem des Verdauungssystems
Zytokine	(auch Cytokine; griech. κύτος ký́tos = Gefäß, Höhlung, κίνησις kínēsis = Bewegung); Proteine, die das Wachstum und die Differenzierung von Zellen regulieren

REZEPTVERZEICHNIS

Frühstück

Aufstriche und Saucen

Kleine Speisen und Snacks

Suppen

Hauptspeisen mit Fleisch

Hauptspeisen mit Fisch

Vegetarische Hauptspeisen

Beilagen

Desserts

Kuchen und Torten

LITERATUR

Alberti, KG et al. (2006): Metabolic syndrome – a new world-wide definition. A Consensus Statement from the International Diabetes Federation. Diabet Med 2006 May; 23(5):469–80.

Atkinson, Fiona S. et al. (2008): International Tables of Glycemic Index and Glycemic Load Values. Diabetes Care. Dec 2008; 31(12):2281–2283.

Azziz, R. (2007): Evaluation for Insulin Resistance and Comorbidities Related to Insulin Resistance In Polycystic Ovary Syndrome. In: Diamanti-Kandarakis, E., Nestler, J.E., Panidis, D., Pasquali, R. (Eds.). Insulin Resistance and Polycystic Ovarian Syndrome – Pathogenesis, Evaluation and Treatment. Totowa, New Jersey: Humana Press Inc. 2007, 1–13.

Carmina, E. (2007): Fat Distribution and Adipose Products in Polycystic Ovary Syndrome. In: Diamanti-Kandarakis, E., Nestler, J.E., Panidis, D., Pasquali, R. (Eds.). Insulin Resistance and Polycystic Ovarian Syndrome – Pathogenesis, Evaluation and Treatment. Totowa, New Jersey: Humana Press 2007, 15–24.

Christakou, Charikleia et al. (2014): The benefit-to-risk ratio of common treatments in PCOS: effect of oral contraceptives versus metformin on atherogenic markers. Hormones (Athens). 2014; 13(4):488–497.

DeFronzo, R. A. et al. (1991): Insulin resistance. A multifaceted syndrome responsible for NIDDM, obesity, hypertension, dyslipidemia, and atherosclerotic cardiovascular disease. Diabetes Care. Mar 1991; 14(3):173–94.

Diabetes Austria: Glykämischer Index.

Diamanti-Kandarakis, Evanthia et al. (2005): Increased levels of serum advanced glycation end-products in women with polycystic ovary syndrome. Clin Endocrinol (Oxf). Jan 2005; 62(1):37–43.

Diamanti-Kandarakis, Evanthia et al. (2012): Insulin Resistance and the Polycystic Ovary Syndrome Revisited: An Update on Mechanisms and Implications. Endocr Rev. Dec 2012; 33(6):981–1030.

Dukan, P. (2011): Die Dukan-Diät. Gräfe und Unzer.

Foster-Powell, Kaye et al. (2002): International table of glycemic index and glycemic load values. Am. J. Clin. Nutr. Jul 2002; 76(1):5–56.

Frigo, P., Edelbacher, I. (2001): Die Frau der Zukunft. Ueberreuter.

Frigo, P., Lang, C. (1995): Osteoporosis in a Woman of the Early Bronze Age. N Engl J Med 1995; 333(22):1468.

Frigo, Peter et al. (2020): Hormonfibel: Magistrale Rezepturen aus der Wiener Hormonambulanz. Wien: Apoverlag.

Garg, Deepika et al. (2015): Advanced Glycation End Products: Link between Diet and Ovulatory Dysfunction in PCOS? Nutrients. Dec 2015; 7(12):10129–10144.

Goodarzi, M.O. et al. (2011): Polycystic ovary syndrome: etiology, pathogenesis and diagnosis. Nat Rev Endocrinol. Apr 2011; 7(4):219–231.

Hild, A. (2016): Die HCG-Diät. Aurum .

Jabbour, Rhea et al. (2020): Carotid intima-media thickness in polycystic ovary syndrome and its association with hormone and lipid profiles. PLoS ONE. April 2020; 15(4): e0232299.

Jenkins, David J. et al. (1981): Glycemic index of foods: a physiological basis for carbohydrate exchange. Am J Clin Nutr. March 1981; 34(3):362–366.

Kasim-Karakas, S.E. et al. (2007): Relation of nutrients and hormones in polycystic ovary syndrome. Am J Clin Nutr 2007; 85:688–94.

Laganà, Antonio Simone et al. (2018): Inositol in Polycystic Ovary Syndrome: Restoring Fertility through a Pathophysiology-Based Approach. Trends in Endocrinology and Metabolism. Nov 2018; 29(11):768–780.

Lagerfeld, Karl (2002): Die 3D-Diät. DTV.

Legro, R.S. (2003): Polycystic Ovary Syndrome and Cardiovascular Disease: A Premature Association? Endocr Rev. Jun 2003; 24(3):302–12.

Ludwig, Bernhard (2012): Morgen darf ich essen, was ich will. Graefe und Unzer.

Matt, W (2001): Erlesene Menues. Orac.

Metka, M., Altmann, S. (2017): Long Life Kitchen. Maudrich.

Metka, M., Walkensteiner, T. (2012): Die neue Aromaküche. Brandstätter.

Meyer, Michelle L. et al. (2012): Carotid artery intima-media thickness in polycystic ovary syndrome: a systematic review and meta-analysis. Hum Reprod Update. 2012; 18(2):112–26.

Montignac, M (2006): Die Montignac-Diät. Dorling Kindersley.

Pignoli, P. et al. (1986): Intimal plus medial thickness of the arterial wall: a direct measurement with ultrasound imaging. Circulation. Dec 1986; 74(6):1399–406.

Poredos, Pavel et al. (2004): Intima-media thickness: indicator of cardiovascular risk and measure of the extent of atherosclerosis. Vasc Med. 2004 Feb; 9(1):46–54.

Revised 2003 consensus on diagnostic criteria and long-term health risks related to polycystic ovary syndrome (PCOS). Hum Reprod. Jan 2004; 19(1):41–47.

Rosenfield, Robert L. (1999): Ovarian and adrenal function in polycystic ovary syndrome. Endocrinol Metab Clin North Am. June 1999; 28(2):265–293.

Sonnleitner, S., Longariva, K. (2002): Alpen-Adria-Küche. Löwenzahn.

Strunz, U. (2002): Die Forever-Young-Diät. Heyne.

Tchernof, André et al. (2013): Pathophysiology of Human Visceral Obesity: An Update. Physiol Rev. Jan 2013; 93(1):359–404.

Toosy, Sehar et al. (2018): Lean polycystic ovary syndrome (PCOS): an evidence-based practical approach. J Diabetes Metab Disord. Dec 2018; 17(2):277–285.

Waist Circumference and Waist-Hip Ratio – Report of a WHO Expert Consultation, Geneva, Dec 8–11th, 2008.

Wirth, S., Ott, J., Renezeder, K., Eppel, W., Huber, J.C., Frigo, P. (2009): Der Einfluss von Dinner Cancelling auf die nächtliche Hypothermie. Geburtshilfe Frauenheilkd 2009; 69–P177. Medizinische Universität Wien, Universitätsklinik für Frauenheilkunde, Wien

Wolever, Thomas M. et al. (1991): The glycemic index: methodology and clinical implications. Am J Clin Nutr. Nov 1991; 54(5):846–854.

Worm, Nicolai (2007): Ernährungsempfehlungen beim polyzystischen Ovarsyndrom. Gynäkologische Endokrinologie 2007; 5:157–166.

Worm, Nicolai (2008): Ernährung beim polyzystischen Ovarialsyndrom. Gynäkologie 2008.

http://www.gutekueche.at

http://www.utopia.de/Ratgeber

Anm.: Alle Rezepte, die aus Literatur entnommen wurden, wurden abgewandelt und angepasst.

Weiterführende Links

Ernährungstagebuch und Food-Tracking

https://www.yazio.com/de

https://www.myfitnesspal.com/de

https://myplate.at/

https://www.fooducate.com/

Nahrungsmittelergänzungen

https://www.purecaps.net

https://www.vitabasix.com

https://www.biogena.com

https://www.academic.isagenix.com

https://www.aonenutrition.eu

Thomas Stulnig
Simone Höger

Ernährung bei erhöhten Blutfetten Cholesterin & Triglyzeride

maudrich.gesund essen

maudrich, 2. Auflage 2018, 116 Seiten,
farbig, Klappenbroschur
EUR (A) 16,90 / EUR (D) 16,40 / sFr 21,70 UVP
ISBN 978-3-99002-083-8
Auch als e-PDF: ISBN 978-3-99030-824-0

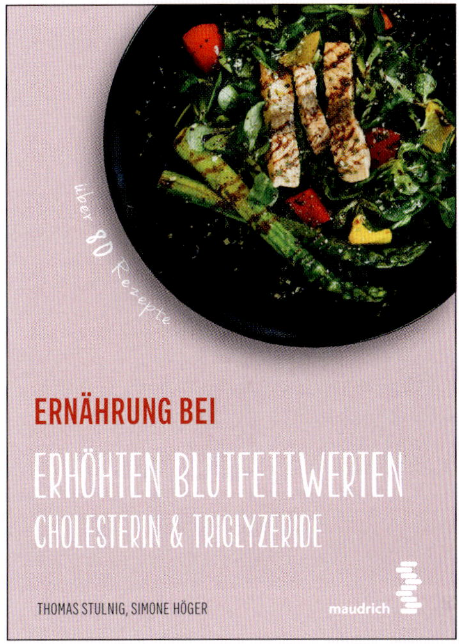

Köstlich essen bei erhöhten Blutfetten

Ein zu hoher Cholesterinspiegel oder erhöhte Triglyzeridwerte lassen sich in vielen Fällen durch richtige Ernährung deutlich verbessern – und das, ohne auf gutes Essen zu verzichten!
Genießen Sie mit den passenden Rezepten Thunfischsteak, Lasagne, fettfreie Kartoffelchips oder Himbeer-Joghurt-Schnitten. Viele weitere ausgewogene Kochideen finden Sie in diesem Buch.

Ihr Plus

- Über 80 köstliche Rezepte, darunter glutenfreie, laktosefreie und vegane Speisen
- Tageskostpläne und genaue Nährwerttabellen
- Tipps für das Essen unterwegs oder im Restaurant
- Spezielle Empfehlungen für verschiedene Fettstoffwechselstörungen
- Mit gratis Einkaufslisten-App